7529 1930

P9-BJH-430

WITHDRAWN

BEAVERTON CITY LIBRARY
BEAVERTON, OR 97005
MEMBER OF WASHINGTON COUNTY
COOPERATIVE LIBRARY SERVICES

peety

EL PERRO QUE SALVÓ MI VIDA

peety

EL PERRO QUE SALVÓ MI VIDA

El testimonio conmovedor de un hombre que transformó
su vida cuando adoptó a un perro

Eric O'Grey CON MARK DAGOSTINO

Peety, el perro que salvó mi vida

El testimonio conmovedor de un hombre que transformó su vida cuando adoptó a un perro

Título original: *Walking with Peety*
Publicado por acuerdo con Grand Central Publishing, un sello de Hachette Book Group, Inc.

Primera edición: febrero de 2018

D. R. © 2017, Eric O'Grey

D. R. © 2018, derechos de edición mundiales en lengua castellana:
Penguin Random House Grupo Editorial, S.A. de C.V.
Blvd. Miguel de Cervantes Saavedra núm. 301, 1er piso,
colonia Granada, delegación Miguel Hidalgo, C.P. 11520,
Ciudad de México

www.megustaleer.com.mx

D. R. Elizabeth Connor, por el diseño de cubierta
D. R. fotografía de cubierta y fotografías de interiores, cortesía del autor
D. R. © iStock, por la fotografía del pasto
D. R. © Elena Preciado, por la traducción

La información que brinda este libro no pretende reemplazar los servicios de profesionales de la salud capacitados ni sustituir el asesoramiento médico. Se aconseja al lector que consulte con su profesional de la salud con respecto a asuntos relacionados con su salud, y en particular con respecto a asuntos que pueden requerir diagnóstico o atención médica.

Penguin Random House Grupo Editorial apoya la protección del *copyright*.
El *copyright* estimula la creatividad, defiende la diversidad en el ámbito de las ideas y el conocimiento, promueve la libre expresión y favorece una cultura viva. Gracias por comprar una edición autorizada de este libro y por respetar las leyes del Derecho de Autor y *copyright*. Al hacerlo está respaldando a los autores y permitiendo que PRHGE continúe publicando libros para todos los lectores.

Queda prohibido bajo las sanciones establecidas por las leyes escanear, reproducir total o parcialmente esta obra por cualquier medio o procedimiento así como la distribución de ejemplares mediante alquiler o préstamo público sin previa autorización.
Si necesita fotocopiar o escanear algún fragmento de esta obra diríjase a CemPro
(Centro Mexicano de Protección y Fomento de los Derechos de Autor, http://www.cempro.com.mx).

ISBN: 978-607-316-193-0

Impreso en México – *Printed in Mexico*

El papel utilizado para la impresión de este libro ha sido fabricado a partir de madera procedente de bosques y plantaciones gestionadas con los más altos estándares ambientales, garantizando una explotación de los recursos sostenible con el medio ambiente y beneficiosa para las personas.

Penguin
Random House
Grupo Editorial

Para Peety:
Nunca conocí el amor verdadero
hasta que me mostraste el significado
de tu gran amor incondicional.
Nunca supe cómo era la amistad
o preocuparse por otra persona
hasta que vi tu generosidad.
Nunca tuve responsabilidad
hasta que nos volvimos responsables.
Soy un hombre mejor en cada aspecto
gracias a todo lo que me enseñaste.
Espérame allá a la orilla del río.
Sé un buen chico y juega entre pasto y flores...
cuando me vuelvas a ver en el puente,
cruzaré para reunirme contigo
en nuestra próxima vida futura.
Te amo mucho y te recordaré siempre
durante cada día de mi existencia.

Índice

Luz y sombra

Al caminar de noche en la ciudad, las luces de la calle y los letreros de neón no son muy tranquilizadores, en especial si vas solo. Toda esa brillantez hace más negros los espacios oscuros, proyectando sombras profundas donde se ocultan las cosas invisibles. Supongo que hay dos formas para contrarrestar la oscuridad: llevar una lámpara grande a donde quiera que vayas o no caminar solo.

Yo nunca caminé solo.

Peety estaba conmigo.

Este descuidado perro viejo me llevó por una travesía mucho más grande que todos los viajes y aventuras que le regalé en los cinco años que estuvimos juntos, desde que nos encontramos uno al otro. Estaba bien consciente de cómo Peety me ayudó a transitar mi nuevo camino (en el que esperaba permanecer por el resto de mi vida). También yo lo ayudé a pisar uno nuevo, por eso me sorprendía verlo así esa noche. Aunque meneaba la cola y tenía el mismo brillo en su mirada, caminaba más lento de lo normal. No pensé que fuera algo serio. Para otras personas de seguro se veía caminando de la forma en que cualquier perro saludable lo hace. Pero desde el momento en que salimos del edificio me di cuenta de que estaba luchando por mantener el ritmo que habíamos establecido en todas las caminatas previas.

Hice la cuenta en mi cabeza y descubrí que habíamos dado casi dos mil caminatas juntos desde que todo empezó. Paseábamos mínimo treinta minutos cada mañana, cada tarde y muchas veces entre esas horas, todos los días, durante todos estos años. Eso significa muchas huellas en el pavimento.

Por estadística, sabía que la vida promedio de un perro mediano es de diez a trece años. También (de forma aproximada) sabía la edad de Peety y que ya se habían juntado estos dos números. Aunque creía que Peety no era lo bastante viejo como para bajar la velocidad. Era demasiado alegre, entusiasta, amoroso y tenía mucha vida como para albergar la idea de que estaba en el ocaso de sus años.

Además, ambos éramos muy dichosos como para tener pensamientos melancólicos. Desde que nos mudamos a Seattle, los dos vivíamos como reyes. Nuestro departamento estaba en el centro, en la esquina de un edificio de muchos pisos, tenía una vista general sobre las luces de la ciudad, los botes en Puget Sound y hasta los partidos de los Seahawks (los Halcones Marinos) en el estadio Century-Link. Desde el piso catorce, Peety ladraba a cada perro que veía en las banquetas, sólo para indicarles quién estaba a cargo.

Tenía su propio balcón ahí arriba, completado con un área de tierra y pasto, así que no debía esperar para tener aire fresco o aguantar largos viajes en elevador para ir a hacer sus necesidades. Un grupo de humanos obedientes aparecía cada dos semanas para limpiar y remplazar su pequeña área de tierra en el cielo, como si mandara a su corte de súbditos leales.

Era fantástico.

Lo mejor de todo, tenía una familia. Teníamos una familia. Mi novia Melissa y sus hijos amaban a Peety. Nos amaban a los dos. ¿Qué más puede querer un perro? (¿o un humano?). Éramos felices.

Me decía todo esto mientras trataba de ignorar su ritmo lento.

—Tu perro es tan adorable —dijo una mujer joven y atractiva cuando dimos vuelta en la esquina.

—Gracias —respondí. Seguimos caminando. Peety y yo estábamos acostumbrados a ese tipo de atención. Era adorable con sus manchas blancas y negras y su estatura a la altura de la rodilla. Había sido un imán para las chicas desde que encontró su manera de caminar. Uno o dos años antes, quizá me habría parado y dejado que la mujer lo acariciara. Habría sido una forma de conocernos muy buena. Pero Peety y yo éramos mucho más felices en la relación estable que teníamos. Eso es seguro.

Decidimos ir hacia el este, lejos de la parte iluminada y más turística de Pike Street. Estábamos a punto de cruzar la Second Avenue cuando un vagabundo salió de la oscuridad.

Hay vagabundos por todo el centro de Seattle. Algunos son vagabundos. Algunos son chicos en edad universitaria que buscan dinero para drogas. La mayoría son inofensivos. Pero este tipo no lo era. Era enorme, estaba drogado y quería mucho más que unas cuantas monedas.

—¿Tienes dinero? —dijo.

Peety se detuvo, clavó los ojos en el hombre y gruñó.

—Lo siento, no traigo nada —respondí—. Vamos, chico.

Tiré de su correa, pero no se movió. Se quedó ahí, congelado. El pelo de su cuello se erizó. Su gruñido tranquilo y silencioso se hizo más fuerte.

—Ohhhh, ¿y qué? ¿Ese perro va a hacer algo? ¡¿Va a lastimarme?! —gritó el hombre y dio un paso hacia mí con una mirada amenazante que me detuvo. Peety y yo habíamos caminado por esa ruta cientos de veces sin ningún incidente. No podía creer que esto estuviera pasando. De forma instintiva, mi cuerpo se tensó, adopté una postura firme y apreté el puño alrededor de la correa de Peety, listo para pelear. Era fuerte, quizá más fuerte que nunca. Estaba seguro de que podía defenderme en una pelea. Pero este hombre estaba drogado.

—¡Vamos! —gritó—. ¡Dije que me des dinero!

Intentó atraparme y Peety lanzó el ladrido más primitivo y salvaje que jamás había escuchado. Saltó con la boca abierta desde la banqueta hasta la garganta del hombre (un salto de casi dos metros). Jalé su correa y lo detuve centímetros antes de que sus dientes hicieran contacto. El vagabundo se tambaleó. Poco faltó para que se cayera y gateara antes de salir corriendo hacia la oscuridad.

Peety aterrizó y trató de alcanzarlo, tirando de la correa, ladrando, todavía bien plantado. Me quedé observando en la oscuridad junto a él, tratando de ver si el hombre estaba ahí, si era lo bastante estúpido como para regresar y enfrentar la cólera de Peety.

Cuando me convencí de que todo había terminado, miré a Peety (mi adorable chico) y me reí. No pude evitarlo. No entendía de dónde sacó la fuerza y el valor para saltar tan alto y protegerme así. Voló por el aire como una especie de ¡superperro! Sólo le faltaba una capa roja y sus *goggles*.

Pero cuando miré hacia atrás en la oscuridad, me estremecí. Tenía lágrimas en los ojos. Estuvimos muy cerca de algo terrible. Fue tan inesperado. No hubo advertencia alguna. ¿Quién sabe qué me pudo hacer ese hombre? ¿Qué tal que tenía un cuchillo o una pistola? Esa mirada en sus ojos es algo que nadie quiere ver, nunca. Respiré profundo y agradecí porque estábamos bien.

Me sentí como si hubiera bajado de la banqueta de forma descuidada, frente a un autobús a toda velocidad, y un ángel me tomara del cuello para regresarme a la orilla.

Me agaché sobre una rodilla y mimé la parte trasera del cuello de Peety con largas y calmadas caricias.

—Buen chico, Peety. Buen chico, hijo —le decía—. Todo está bien. Ahora estamos bien.

Cuando Peety se relajó, me puse de pie. Mi voz se quebró cuando le dije:

—Vamos a casa.

Peety empezó a caminar otra vez, sólo que ahora, en vez de caminar a mi lado, iba frente a mí (patrullando como antes, cuando empezamos este viaje juntos).

Sacudí la cabeza y con las mangas me limpié las mejillas.

Estaba seguro de que este perro acababa de salvarme la vida. De verdad. Lo cual significaba que Peety me había salvado en casi todas las formas en que un hombre puede ser salvado.

A donde fuéramos, conocíamos gente que se conmovía porque yo había rescatado a Peety de un refugio de animales. La gente parecía impresionada de verdad, como si este simple acto de bondad, de alguna manera, indicara que yo era un buen hombre. Pero siempre quería explicarles: "No. Es al revés. Este perro me salvó".

Me sentí extraño por cortar nuestra caminata esa noche. Nunca lo hacemos. Pero quería llegar a casa y decirle a Melissa lo que había pasado.

Estuvo tan agradecida como yo de que Peety saliera en mi auxilio.

—¡Qué buen chico! —exclamó, cayendo al piso para cubrirlo de muestras de cariño y felicitaciones por su hazaña. Peety lanzó un gran suspiro, como si su heroísmo no fuera gran cosa, pero para mí, ver a los dos abrazados fue algo muy importante. Melissa les tenía terror a los perros, antes de conocer a Peety. Y uno de sus hijos también.

Mi vida estaba lejos de la que Peety había cambiado y debí saber que esto sólo era el principio.

Es gracioso. Cuando recuerdas instantes como ése (momentos que no te das cuenta de su importancia hasta después) tienen mucho más significado. Pero, aun así, esa noche fue muy importante para mí. Cuando vi los ojos de Peety supe que ambos compartíamos un vínculo muy profundo. Entonces sonreí. Y cuando Peety me miró desde el calor de los brazos de Melissa, me sonrió de vuelta. No pude evitarlo y caí de rodillas para abrazarlo. Esto lo volvió loco. Empezó a lamerme la cara muy fuerte, me empujó y se subió encima de mi pecho como un cachorro. Me reí mucho, esto hizo que los niños vinieran corriendo y, de pronto, todos terminamos en una montaña de abrazos.

Hombre. ¿Hay algo mejor que esto?

Esa mirada en los ojos de Peety. Esa confianza. Esa protección. Ese vínculo. Ese amor. Ese amor incondicional.

Eso hace toda la diferencia en el mundo.

Es lo que me salvó... y no sólo del vagabundo enojado.

Esa mirada me salvó de mí.

Capítulo 1

Me voy...

Viajar es horrible.

Los aeropuertos son lo peor.

No, tachen eso. Los aviones son lo peor.

Ay, ¿a quién engaño? En ese entonces todo era espantoso. Horrible. Mi trabajo. Mis días. Mis noches. Mi *vida*. Era miserable.

Mi empleo no estaba en la lista de los trabajos soñados que imaginas cuando eres niño. *¡Astronauta! ¡Vaquero! ¡Estrella de rock! ¡Jugador de beisbol! ¡Vendedor a domicilio para una empresa importante de electrodomésticos!* Ajá, no. Y miren, no me quejo. Agradecía tener trabajo. Pasé por docenas de empleos en los años previos a ese miserable día y perdí uno de forma tan épica que implicó escapar al otro lado del país. En autobús.

También odiaba los autobuses. Pero regresando al tema: cualquier día que fuera al aeropuerto... era el más horrible de mi vida. Y este día en particular se convirtió en el peor de los peores días.

¿Por qué todos los espacios para estacionarse están como a un millón de kilómetros del lugar al que tienes que ir? Sentía cómo me tensaba desde que saqué la maleta de la cajuela del auto rentado y miré las líneas blancas que marcaban el camino frente a mí. Antes de llegar a la puerta ya jadeaba y, para cuando por fin llegué a la terminal, mis rodillas y tobillos pulsaban. Esto a pesar de que desde el momento en que despertaba, alternaba dosis de Tylenol y Advil cada dos horas para prepararme ante el hecho de caminar todo el día.

En las escaleras eléctricas, un niño latoso (siempre hay pequeños latosos por ahí) intentó rebasarme, pero se dio cuenta de que no cabía junto a mí. Y en lugar de ser paciente, trató de pasar a la fuerza entre las paredes de acero del barandal móvil y yo. Casi se cae, entonces sus padres gritaron:

—¡Tommy, detente! ¡No hagas eso! ¡Vas a lastimarte! Ay, Dios, lo lamento.

Todos alrededor miraban horrorizados al hombre gordo que ocupaba casi todo el ancho de la escalera eléctrica.

Sí. Ése era yo. Yo era *ese* hombre: el tipo gordo que iba a casa después de un viaje de trabajo, sudando a través de su camisa de vestir y poniendo incómodos a todos a su alrededor.

Aquel día de 2010 pesaba entre ciento cincuenta y cuatro y ciento sesenta y tres kilos. El número exacto dependía de si me pesaban antes o después de mis comidas colosales y de la báscula. La del consultorio del doctor siempre me agregaba entre dos y cinco kilos. Eso le pasa a todo el mundo, ¿no? ¿Por qué será? ¿Las leyes de la física funcionan diferente en los consultorios médicos o qué?

Mido un metro con setenta y ocho centímetros y mi cintura tenía ciento treinta y dos centímetros de circunferencia. Si no te imaginas lo que esto significa, piénsalo así: mis "llantitas" eran como de tractor, se tallaban contra los costados del detector de metales al pasar por seguridad en el aeropuerto.

En 2010 la Administración de Seguridad del Transporte (TSA, por sus siglas en inglés) no ofrecía bancas en la mayoría de los aeropuertos. Y claro, en éste no había ninguna. Ponerse de nuevo los zapatos sin tener dónde sentarse no es un problema para la mayoría de las personas. Pero yo no podía tocar mis pies, ya no digamos amarrar mis zapatos, a menos que me sentara. Y no, a pesar de los consejos bien intencionados de los demás, los mocasines no facilitan las cosas. Ponerse un mocasín requiere un calzador largo y la TSA tampoco provee calzadores.

Así que recogía mis cosas y me deslizaba por el frío piso de mosaico en calcetines hasta encontrar una banca en el pasillo más adelante; incluso entonces requería de toda mi fuerza para comprimir el abdomen lo suficiente y amarrarme los zapatos. Sólo ese esfuerzo me dejaba sin aliento. Tenía que quedarme en la banca unos diez minutos para descansar.

Cuando me levantaba, el dolor y entumecimiento de mis pies, piernas y rodillas irradiaba hasta mi espalda. Miraba mi pase de abordar. Buscaba los números de puerta de embarque. Quería vomitar. *¿Por qué mi puerta siempre está en el extremo más lejano de la terminal?*

Cuando por fin llegaba, no había lugar para sentarse. El área de espera estaba saturada de pasajeros. Otro vuelo lleno. Todos nos damos cuenta de que nos estafan, ¿verdad? Nos tratan como ganado. La imagen lujosa de viajar en avión se ha esfumado. Incluso las personas delgadas notan que los asientos de los aviones se han vuelto tan angostos que resultan incómodos. No había un solo asiento en la industria aeronáutica donde cupiera sin que mi grasa se desbordara a los asientos de al lado. Si tenía suficiente suerte como para conseguir un asiento de ventanilla o de pasillo, al menos chocaría con una sola persona. (Aunque, soportar el dolor del golpe inevitable del carrito de las bebidas tampoco era divertido.) Para ser honestos, necesitaba dos asientos para acomodar todo mi cuerpo, pero mi jefe no pagaría doble para que yo viajara y las cortes federales dictaron que la obesidad no es una "discapacidad" en términos de la Ley para Estadounidenses con Discapacidades (ADA, por sus siglas en inglés). Por lo tanto, ni las aerolíneas ni mi jefe estaban obligados a proveer las condiciones para aliviar el sufrimiento de las personas en mis circunstancias.

Aquel día el vuelo estaba sobrevendido y me asignaron un asiento central.

Cuando llamaron a mi grupo y tuve que esperar en otra fila para por fin abordar el avión, recargué un hombro contra la pared del puente de embarque para aliviar la presión en mis rodillas. Cuando llegué al avión, me di cuenta de que era uno de los modelos nuevos con pasillos extra angostos. No pasaba de frente por ahí. Así que caminé de costado, como un cangrejo, mirando las caras horrorizadas de los demás pasajeros conforme me acercaba a su fila. Podía ver su miedo como burbujas de pensamiento de caricatura encima de sus cabezas: *¡Por favor, Dios, no permitas que ese tipo enorme se siente junto a mí!*

Cuando por fin llegué con los pasajeros más desafortunados de todo el avión (un hombre blanco de buen tamaño en el pasillo y un esbelto hombre coreano en la ventanilla) dije:

—Discúlpenme. Tengo el lugar de en medio.

No dijeron nada. No tenían que hacerlo.

Me comprimí entre los dos descansabrazos de ese asiento sabiendo que me dejarían marcas y quizá moretones en los costados después de un vuelo de cuatro horas. Aun así, en mi cabeza estaba seguro de que le causaba más incomodidad a esos dos sujetos en mi fila de la que yo sentía.

El cinturón de seguridad no era tan largo como para abrocharlo alrededor de mi cintura de ciento treinta y dos centímetros. Nunca eran bastante extensos. Entonces, igual que siempre, levanté mi mano derecha, rogando porque mi desodorante todavía funcionara y apreté el botón para llamar a la sobrecargo.

La amable mujer buscó y buscó y "desafortunadamente", dijo, había varias personas grandes en el vuelo ese día y la tripulación "al parecer" se quedó sin extensiones para cinturón de seguridad. Estaba prohibido volar sin cinturón. No despegarían a menos que todos los pasajeros tuvieran el cinturón abrochado. Así que tomó el teléfono (de apariencia anticuada) de la cabina y llamó a la puerta de embarque para ver si tenían alguna extensión extra.

No tenían. No había extensiones para el cinturón de seguridad en la puerta. Para conseguir uno, tendrían que traerlo desde otro avión.

—¿Cuánto tiempo tomará esto? —le preguntó el hombre coreano.

—Lo resolveremos tan rápido como podamos —dijo la sobrecargo.

Pensé que no podía sentirme peor de lo que ya me sentía. Nos quedamos ahí sentados, esperando y esperando. Pasaron más de treinta minutos. Ya estaban todos a bordo y empezaban a molestarse. Pasó, por mucho, nuestra hora de despegue cuando, al fin, regresó la sobrecargo y me dijo que habían encontrado una extensión para el cinturón y que pronto llegaría.

En cuanto se fue, el hombre coreano dijo, bastante fuerte:

—¡Vaya! Así que perderé mi conexión porque ¡eres demasiado gordo!

Quería morirme. Ahí mismo, en el asiento, deseé que mi vida terminara.

—Lo siento —dije.

No podía voltear mi gigante cuello para mirarlo y, aunque pudiera, no tenía la fuerza para verlo a los ojos. Para ese entonces había sido obeso mórbido más de la mitad de mi vida… y sabía que era más fácil no responder. Era mejor así. De manera que sólo dije una cosa más:

—Espero que tenga buen viaje.

El avión despegó con cuarenta y cinco minutos de retraso. Por ridículo que suene, me esforcé mucho por hacerme pequeño, que no me vieran, escucharan o sintieran durante las cuatro horas de vuelo. Tenía que ir al baño, pero me aguanté. No quería hacer que nadie se moviera. No quería recorrer el pasillo.

Cuando por fin terminó, le cedí el paso al hombre coreano para que saliera del avión antes que yo. Lo hizo enojado. Estoy seguro de que perdió su siguiente vuelo. También de que otras personas perdieron sus conexiones. Yo solo provoqué la molestia de todo un avión lleno de pasajeros.

Tenía un dolor terrible en los costados por la presión de los descansabrazos. Al recorrer el largo camino hasta el auto me dolía cada articulación del cuerpo. Colapsé en el asiento del conductor y casi me duermo en el estacionamiento del puro agotamiento de aquel día.

Al llegar a casa, dejé el maletín en la cajuela. No soportaba la idea de cargarlo hasta adentro. Moría de hambre. Me derrumbé en el sillón y llamé a Domino's. Ordené una pizza *meat-lover's* extra grande y, como era fin de semana, pedí una segunda que guardaría para la comida del día siguiente. (Menos trabajo.)

En el mismo sillón me acabé la primera pizza. Completa. Aún tenía hambre. *Sólo una rebanada más*, me dije. Luego, después de comer esa rebanada, comí otra. Y otra. Y otra, hasta que sólo quedaron dos cajas vacías manchadas de grasa.

Me comí las dos pizzas en una sola sentada.

Una *meat-lover's* extra grande mide cuarenta centímetros de diámetro. No es para una sola persona, ni para dos. Es una pizza para una fiesta. Los ingredientes de una suman algo así como cinco mil calorías. Eso quiere decir que consumí cerca de diez mil calorías. No es que yo supiera esos datos nutricionales en aquel momento. No me interesaba ese tipo de cosas. Tenía hambre, así que comía.

Ah, ¿y eso de comer dos pizzas extragrandes en una sola sentada? No era la primera vez. De hecho, ya era mi rutina de los viernes en la noche. Siempre decía que comería una y guardaría la otra. Pero siempre me comía las dos. Era una de las miles de rutinas que me avergonzaban y deprimían cada que ocurrían, pero no sabía cómo detenerme. No entendía qué pasaba conmigo. Me reprochaba por cada cosa que hacía. No sabía cómo mejorar.

Pasé veinticinco años probando cada dieta y producto para adelgazar que vi anunciado en televisión y revistas. Incluso probé algunos productos dietéticos que no estaban disponibles de manera comercial (y que por poco me matan). Ninguno funcionó. Claro que perdí un poco de peso al principio. Bajé unos dieciocho kilos usando algunos de esos trucos y dietas de moda y me sentí mejor durante unas cuantas semanas, quizá hasta meses. Pero al cabo de un tiempo, hacía trampa. Me cansaba de la pésima comida preempacada. Me perdía de una reunión. Recaía de alguna manera. Me sentía miserable después de hacerlo y luego me rendía. La dieta terminaba y yo volvía directo a mi Dieta Estadounidense Estándar de grasosa comida rápida y servicio a domicilio.

En cuestión de semanas, recuperaba todo el peso perdido... y un poco más.

Sé que no estoy solo en esto. La mitad de las personas experimenta lo mismo. Yo sólo lo llevé al extremo.

Esa noche del vuelo terrible, cuando al fin terminé de comer, me levanté para ir a la cama. Entonces, vi de reojo la pila de ropa interior sucia en el cuarto de visitas y me di cuenta de qué tan mal estaba en realidad.

La ropa interior que deseché formaba una pila tan alta que la punta del montículo se veía por encima del borde de la cama de visitas. Hice los cálculos en mi cabeza y estimé que había más de mil piezas ahí. Renuncié a lavar ropa mucho tiempo atrás. Llegar hasta las lavadoras de monedas de mi edificio era una hazaña demasiado grande. Así que tenía un servicio de limpieza que recogía mi ropa y la entregaba lavada. En lugar de tomarme la molestia de lavar mi ropa interior y reusarla, decidí comprar en Amazon calzones y calcetines nuevos cada tanto. Me entregaban los nuevos en mi puerta, igual que las pizzas. Yo tiraba los sucios en el cuarto de visitas, donde nadie los vería.

Nunca nadie venía a mi departamento. También dejé de visitar a otras personas. En resumen, renuncié por completo a mantener amistades. Era demasiado para mí. Cualquier cosa fuera de mi departamento era demasiado para mí. Me organicé de manera que hacía la mayor parte de mi trabajo desde casa, por teléfono y en la computadora. Las citas para ventas y viajes de trabajo eran casi las únicas razones por las que ponía un pie en el mundo exterior y sólo lo hacía porque no me quedaba de otra.

Más o menos un año antes de eso me arrastré a un examen físico que ordenaba mi empresa y, después de mirar mis análisis de sangre, el doctor me recomendó muy en serio que comprara una perpetuidad en el cementerio.

—¿Qué? —dije.

—Si no logra controlar su peso, la necesitará dentro de cinco años.

¿Quién se cree que es?, pensé. Estaba enojado con él por ser tan grosero. Salí del consultorio jurando que encontraría otro doctor.

De cualquier forma, las duras palabras de un médico pueden ser poderosas. Yo las tomé muy en serio. Pero no en el buen sentido. No como motivación... sino de una forma más bien fatalista.

Aquella noche me di cuenta de que ya había gastado 50 años de vida. Nada mejoró en ese año. De hecho, todo estaba peor. *Todo.*

No había tenido una sola cita en quince años. La pila de ropa interior parecía una escena de película, como algo que acumularía una persona que perdió la razón conforme se convierte en un ermitaño y se desconecta de la realidad.

¿Eso soy ahora? ¿Un loco? ¿Un ermitaño?

¿Cómo sucedió esto?

Tenía diabetes tipo 2 y estaba fuera de control. Conocía todas las advertencias. Sabía que si no la controlaba, me quedaría ciego o perdería una extremidad. Pero nada parecía ayudar. En parte, trabajaba mucho para ganar suficiente dinero y pagar todas mis medicinas. Incluso con el seguro, comprar las medicinas que necesitaba sólo para sobrevivir me costaba hasta dieciocho mil pesos de pagos a meses. Necesitaba medicinas para controlar los niveles de insulina, combatir la presión alta y los niveles mortales de colesterol. También para ayudarme a dormir, para la ansiedad, depresión y para contrarrestar los efectos secundarios de los otros medicamentos. Y ninguna me hacía sentir mejor. Ninguna. Me sentía miserable. Todo el tiempo.

Aquel médico grosero me refirió con un cirujano bariátrico: un tipo que quería abrirme y remover una porción grande del estómago para controlar mi manera de comer. La cirugía me parecía una barbarie. Pero de todos modos pasé por todo el proceso preoperatorio y les dije que me agendaran para la cirugía. La programaron para un mes después de ese día. Así de desesperado estaba.

No quería operarme. No podía hacerle eso a mi cuerpo. Me parecía grotesco. *¿Cómo permitir a alguien cortar mis entrañas para detener algo que era mi culpa desde el principio? ¿Cómo sucedió esto? ¿Por qué no puedo dejar de comer? ¿En verdad van a abrirme y remover parte de mi estómago?*

No podía hacerlo. No lo haría.

No.

Sabía lo que quería. Sabía lo que tenía que ocurrir. No tenía una pistola. No tomaba ninguna pastilla que me pareciera tan fuerte como para lograr mi propósito. Quizá me pondría delante de un tren. No sabía cómo, pero después de aquel día, era necesario. Ojalá hubiera escuchado el consejo del médico y comprado una perpetuidad en el cementerio.

Ni siquiera eso hice bien, pensé.

Al colapsar en mi cama, me dolía cada parte como si tuviera cuerpo cortado de gripa. El estómago se revolvía por toda la grasa y queso. La agonía física era mayor a lo que podía soportar. Apagué la luz y, con lágrimas en los ojos, hice algo por primera vez.

Oré.

—Dios —dije en la oscuridad de mi habitación—, te lo ruego. Por favor, mátame. Por favor quítame la vida. Por favor.

CAPÍTULO 2

Despertar

Lo que sucedió a continuación sonará extraño para algunas personas. Diablos, aun a mí me parece extraño.

No me morí.

En vez de eso, después de orar para que mi vida terminara, me desmayé.

Algunos lo llamarán sueño, otros, ilusión, pero sentí que caía en un remolino de luz blanca. Se sentía como si cayera y volara al mismo tiempo, pero no tenía miedo. Era tranquilo. No vi a un ser divino, las puertas nacaradas del cielo, ni escuché una voz estruendosa. De hecho, en este sueño (o lo que fuera) no se dijo ni una palabra. Sólo sé que de pronto me sentí lleno de esperanza y tuve la certeza de que ya no estaba solo. Estaba en la presencia de Dios.

En mi vida nunca fui a la iglesia más que para bodas y funerales. No me criaron en ninguna religión. El hecho de orar a Dios en mi momento de desesperación fue una completa sorpresa para mí. Y pese a eso, sentí a Dios.

Comprendo que algunos pensarán que la siguiente parte es una locura. Antes de que me sucediera, quizá yo también lo pensaría. Dormí toda la noche y desperté por la mañana sintiéndome empoderado. Aunque era sábado y, por lo general, pasaba la mayor parte del fin de semana en cama, me levanté. Me bañé. Me vestí. Bajé por el elevador y salí a la calle. Sentí el calor del sol en mi cara y noté el verde de las palmeras. Vi la cresta nevada de las montañas en la distancia a través del cielo brumoso de San José. Luego regresé por el elevador hasta mi departamento, entré, tomé mi computadora y compré una Biblia en Amazon. No puedo explicar por qué lo hice. Sólo supe que debía hacerlo.

Dos días después llegó la Biblia a mi puerta y, como si fuera una pizza, la devoré. Pasé todas las horas libres del siguiente mes leyendo de principio a fin cada palabra de la *Biblia de estudio del diario vivir: Nueva Traducción Viviente*. No recuerdo otra cosa en mi vida durante ese mes, excepto leer. Mi cuerpo aún dolía. Todavía me sentía miserable. Pero me parecía que tenía la misión de acabar ese libro. Así que trabajé lo indispensable. Apagué la televisión. Comí raciones estables de pizza, comida china a domicilio y comida rápida de los lugares más cercanos. Y leí.

Había partes de la Biblia que no tenían sentido y partes que resonaban con profundidad, como si las hubieran escrito sólo para mí. Encontré docenas de historias que nunca antes escuché y reconocí muchas frases comunes, dichos y alusiones que la gente utiliza en su vida diaria... y que nunca me di cuenta de que venían de la Biblia. Y leí todas las referencias históricas en las notas al pie y quedé sorprendido al descubrir cuántos eventos en la Biblia se alineaban con la historia no religiosa que aprendí en la escuela. Era un ávido lector de todo tipo de libros y no podía creer que pasara cincuenta y un años de vida sin leer, o al menos intentar comprender, el poder que tantas personas encontraban en esas páginas.

Estaba en mi sillón cuando por fin llegué al final de la última oración de la Revelación. Cerré el libro con una sensación de satisfacción, como si hubiera hecho algo bueno y, de pronto, me desmayé otra vez. Caí en el mismo remolino brillante. No hubo palabras, pero escuché un mensaje fuerte y claro. La hermosa y radiante presencia me dijo que no perdiera la esperanza. Me pidió (sin palabras) que me arrepintiera de mis pecados, que me entregara a Él y que le confiara mi vida.

Quizá porque no tenía nada que perder dije: Sí.

Y entonces Él me dijo que nunca más tendría miedo porque estaba a salvo del mal y protegido de cualquier daño hasta el final de mis días, que podía avanzar en paz, siguiendo las señales que recibiría y que esperara a que mi propósito se revelara.

Me desperté desparramado en el piso de mi sala.

No recordaba cómo llegué a ahí.

No tenía idea de cuánto tiempo estuve inconsciente.

El sol de la mañana entraba a través de las persianas y no se parecía a ninguna luz que hubiera visto antes. Sólo puedo describirla como la luz que entra a través de un vitral ornamentado en alguna catedral europea, en una película con escenas hermosas, en matices amarillos y dorados. Todo mi departamento parecía brillar. Cada objeto era radiante. Miré alrededor desde mi posición de ballena encallada en el piso y sentí como si observara aquella habitación por primera vez. Era extraño y hermoso. Pero más que todo, recuerdo la sensación... era opuesta por completo a la que tenía cuando oré entre lágrimas.

Ya no quería morir.

En vez de eso, quería vivir.

Cada quién sabrá cómo nombrar mi experiencia. Las pocas personas a quienes me atreví a contarles sugirieron que tal vez fue una situación médica, quizá sufrí un ataque cardiaco o un derrame cerebral. No creo que ése fuera el caso, pero tampoco creo que importe. Lo sentí como una intervención divina desde cualquier perspectiva.

Toqué fondo. El tipo de "fondo" del que hablan los alcohólicos y los drogadictos.

Desperté de un lugar muy oscuro sabiendo que quería vivir y que, para hacerlo, tenía que cambiar.

Me sentí motivado por primera vez en décadas. A hacer *qué*, no lo sabía. En mis intentos previos por recuperar mi vida ya había probado todas las dietas bajo el sol. Pero había algo distinto en la motivación que sentí esta vez. Las cosas se veían de forma nueva y ahora mi deseo de vivir rebasaba cualquier obstáculo que se interpusiera en el camino.

Abrí los ojos y comencé a buscar de manera activa las señales que me llevarían a una mejor vida. De inmediato apareció una.

Después de voltear y levantarme del piso al sillón entre dolores, prendí la televisión. Y mientras recuperaba el aliento, me encontré a Wolf Blitzer a la mitad de una entrevista con el expresidente Bill Clinton. (Les aseguro que nunca esperé una señal de ninguna de esas dos personas.)

Wolf dijo algo al expresidente sobre lo bien que se veía y debo admitir que era cierto. Recuerdo las imágenes del señor Clinton al final de sus ocho años y se veía atribulado, viejo, cansado y como hinchado. Ahora lo veía en CNN en forma y lleno de energía. En verdad parecía que había perdido mucho peso. Era impresionante. Su cara era ovalada en lugar de redonda y las pesadas bolsas bajo sus ojos desaparecieron. Se veía como una persona nueva. Cuando Wolf le preguntó cómo lo hizo, el señor Clinton dijo que estuvo bajo los cuidados de un médico que le indicó una dieta basada en plantas y alimentos enteros. Dijo que sólo necesitó eso para cambiar por completo cómo se sentía. Perdió peso sin sentir hambre y estaba más sano y fuerte de lo que estuvo desde los veinte años.

No tenía idea de qué era "una dieta basada en plantas y alimentos enteros", pero lo tomé como la señal que buscaba y corrí a investigar. Claro que no "corrí" en realidad. No podía correr aunque se me fuera la vida en ello. Pero logré doblar mi cintura para alcanzar la maleta y sacar mi computadora. Entré a internet, busqué "dietas basadas en plantas" y encontré unos cuantos nombres justo cerca de mi zona. No fue difícil: vivía en San José, California, en la región de Silicon Valley, al sur de San Francisco. No escaseaban los nutriólogos y otros gurús de la salud. Pero antes de ese momento, nunca manifesté ningún interés por esas charlatanerías *new age* de la costa oeste y los amantes del yoga (como las llamaba en aquel entonces). Es cierto que me criaron en el área, pero mis padres no eran hippies. Me uní al ejército en cuanto terminé la preparatoria. Pasé varios años en Atlanta, Georgia, comiendo pollo frito y tarta de duraznos como desayuno. Nunca me atrajo esa mentalidad ecologista, salvemos-al-mundo, mente-sana-en-cuerpo-sano de San Francisco.

De todos modos, no podía quitarme la sensación abrumadora de que necesitaba seguir cualquier señal que apareciera.

No lo haría a lo estúpido. No la seguiría de forma ciega. Era (y aún soy) un buen vendedor y alguna vez fui abogado, sabía que necesitaba investigar. Además, no probaría ninguna otra dieta de moda o relámpago que pusiera en riesgo mi salud más de lo que ya estaba. Así que hice un esfuerzo consciente por encontrar un doctor verdadero, alguien certificado y con todos los títulos, pero con conocimientos de nutrición y de la dieta basada en plantas que Bill Clinton mencionó en televisión.

Al cabo de una hora encontré un par de doctores naturistas que parecían confiables. Les llamé. Pregunté si podrían verme de inmediato y, por supuesto, no podían. No creo que los nutriólogos estén acostumbrados a recibir llamadas de emergencia y, a pesar de mi súplica desesperada, ofrecieron agendarme una cita introductoria en un mes. No podía esperar tanto. Mi necesidad de encarar esto ahora se sentía como un fuego dentro de mí. Con toda honestidad, pensé que tal vez no seguiría vivo si postergaba esto un día más. Así que seguí intentándolo.

Al final encontré a la doctora Preeti Kulkarni, una mujer con las certificaciones que buscaba y que, además, tenía recomendaciones maravillosas de una larga lista de pacientes. Me comuniqué a su oficina, le conté mi situación y aceptó verme al día siguiente. Sentí que estaba predestinado.

Me parecía que flotaba en la resaca de mi sueño mientras me dirigía a su consultorio. El mundo entero lucía más brillante. Esa sensación de querer vivir, quiero decir, en verdad *vivir*, de poner fin a mi miseria de una vez por todas, no se iba. Así que mientras manejaba decidí probar algo nuevo: haría cualquier cosa que esta mujer me pidiera. No la cuestionaría. No tomaría sólo parte de sus consejos y luego haría mis cosas porque yo "sabía lo que era mejor", incluso "me conocía mejor". Estaba claro que *no* sabía lo que era mejor. Anduve por el camino de las dietas decenas de veces antes de ese momento. Traté de componerme y fallé de manera absoluta. Recordé una frase que escuché en algún lado: "La definición de la locura es hacer lo mismo una y otra vez y esperar resultados diferentes". En mi corazón sabía que la única forma de que este esfuerzo diera resultados distintos era hacer las cosas de otra manera. En verdad diferente. Así que decidí seguir las instrucciones de la doctora de forma estricta. Haría todo lo que ella dijera.

¿Y si no funcionaba? Bueno, entonces eso era todo.

La doctora Preeti (como le gusta que la llamen) era más joven de lo que yo esperaba. Supongo que todos nos sentimos así en la adultez, cuando parece que nuestros doctores podrían ser nuestros hijos. Por alguna razón es raro, como si el mundo estuviera de cabeza. Pero en este caso se sentía perfecto. Para mí era diferente y lo diferente era bueno. También era muy bajita y por eso se veía aún más joven. *De seguro le piden su identificación cuando quiere comprar una botella de vino*, pensé. Apenas me llegaba al pecho. Pero al momento de conocerla, hubo algo que me inspiró confianza. Tenía una tranquilidad que la hacía parecer concentrada y profesional. Me miró a los ojos con el tipo de seguridad relajada que tienen quienes saben lo que hacen.

Y no pareció asqueada por mi peso.

Pero mi contacto visual no duró mucho. Nunca duraba mucho. En cuanto nos sentamos en su oficina sentí que mis ojos perforaban la alfombra gris industrial cerca de sus zapatos modestos.

—Bueno, cuénteme un poco de usted —dijo—. ¿Está casado? ¿Es soltero?

—Soltero —contesté.

—¿Tiene pareja?

—Mmmm… No. No he tenido durante muchos años.

¿Pareja? Ningún médico me preguntó antes si tenía pareja. Pensé que era una pregunta muy extraña.

—Bueno, ¿qué hace para divertirse?

La miré a la cara sólo para asegurarme que seguía en la oficina correcta.

—Yo… eh… bueno, me gusta leer, supongo.

—¿Alguna actividad social?

—No. En realidad no.

Siguió así durante una media hora. Quería saber dónde vivía, en qué trabajaba y si alguna vez hice deporte.

Al final la detuve y le dije:

—¿Por qué me pregunta todo esto? Es decir, ningún doctor me dedicó más de diez minutos antes de darme una receta y enviarme a casa.

—Sí, bueno, sé por qué me llamó. Quiere ayuda para bajar de peso y siempre les digo a mis pacientes que no se trata de eso. Las dietas y "perder peso" por el hecho de perderlo no funcionan, ¿cierto? Asumo que ya intentó hacer dieta.

—Sí, por supuesto. He probado todas las que existen.

—Claro. Muchos de mis pacientes dicen lo mismo. Debemos hablar de esas dietas, sólo para saber qué probó. Quiero que usted esté saludable, de forma que su cuerpo comience a trabajar a su favor y no en contra. Por eso, lo que yo hago (y todos los médicos naturistas) no es tratar sus síntomas (de hecho, su peso es un síntoma), sino tratarlo a *usted*, la persona completa, para llegar a las causas de fondo de cualquier mal, incluyendo su sobrepeso. ¿Tiene sentido?

—Sí —dije—. Sí, de hecho, tiene mucho sentido.

—Así que —dijo—, ahora que sé un poco sobre usted, cuénteme de su dieta.

—Bueno, no tengo ninguna dieta por el momento.

—No, me refiero a qué come diario. ¿Le gusta cocinar?

—¡Ja, ja, ja! —me reí.

—¿Qué es tan gracioso?

—Soy un vendedor de electrodomésticos que nunca prende su propia estufa.

—¿Nunca? Debe cocinar alguna vez.

—Puedo hervir agua, así que de vez en cuando preparo sopa instantánea. ¿Eso cuenta? —no parecía hacerle mucha gracia—. Algunas veces preparo sándwiches de queso asado.

—Entonces, ¿dónde consigue la mayor parte de su comida?

—De servicios a domicilio por lo general —dije. Le conté de las pizzas. Tomó notas—. También voy a los lugares donde se puede ordenar desde el auto para no tener que bajarme.

—¿Como McDonald's? ¿Comida rápida? ¿Qué pide?

—Sí. Para el desayuno pido cinco o seis McMuffins de huevo. En el almuerzo, por lo general tres o cuatro Big Macs y un par de papas fritas grandes.

—¿Y otros lugares? ¿Algo de frutas o verduras?

—Jugo de naranja a veces. Pero no. En realidad no como verduras.

—Está bien. Sus McMuffins de huevo van con tocino, jamón...

—Sí.

—¿Siempre carne?

—Sí, claro.

—¿Queso?

—Sí.

—¿Bebe mucha leche?

—No. Dejé la leche de niño. Tenía mucho acné y me di cuenta de que desaparecía cuando no la tomaba.

—Ah. Eso es bueno. ¿Ha notado otros cambios cuando deja ciertos alimentos?

Lo pensé... y no recordé un solo alimento que dejara desde entonces. La idea de lo fácil que era evitar un alimento para cambiar algo que no me gustaba en mi cuerpo nunca se me ocurrió desde que era adolescente.

Para cuando terminó la consulta, sería correcto decir que la doctora Preeti sabía bastante de mi vida y de mis hábitos. Me mandó unos estudios de sangre y una serie de pruebas para evaluar mi "salud general". Luego me habló sobre sus expectativas de lo que sucedería si cambiaba a una dieta basada en plantas y alimentos enteros bajo su supervisión.

—Analizaré sus glándulas suprarrenales y realizaré estudios de sangre para buscar deficiencias nutricionales. Si las tiene, es difícil recuperar la salud sin corregir eso. Así que empezaremos con algunos suplementos para poner en marcha su sistema y las cosas en equilibrio. Pero al cambiar a una dieta basada en plantas (cuando sus necesidades nutricionales ya estén satisfechas y su digestión esté al nivel óptimo) no necesitará medicamentos o suplementos para mantenerse saludable —dijo.

Le recordé que tenía diabetes tipo 2, colesterol y presión arterial alta. Tomaba todo tipo de medicamentos para eso.

—En este momento, sí. Pero si se apega a lo que le indicaré, hay buenas probabilidades de que no necesite ninguno en unos cuantos meses.

—¿Quiere decir que todo lo que está mal conmigo puede tratarse sólo modificando lo que como y contando calorías y eso?

—Sí y no. Digo que nuestros cuerpos necesitan nutrición y energía e importa mucho lo que les damos. Más de lo que la gente piensa. Incluso para las personas que a veces creen que son "saludables". Pero no es complicado. Lo prometo. Olvídese de contar calorías por ahora. Para empezar, en cada comida, asegúrese de que su plato esté lleno de frutas, verduras y el resto sea frijoles y arroz o cualquier otro alimento que no sea de origen animal —dijo—. Si lo hace, empezará a sentirse mejor. Y con ejercicio, creo que en verdad se sorprenderá de lo rápido que cambian las cosas.

—¿Ejercicio? —dije.

Sabía que esto último sería mi perdición. No tenía la fuerza o la energía para hacer ningún tipo de ejercicio. Lo *intenté*. Desperdicié mucho dinero en membresías de gimnasio a lo largo de los años y sabía que era demasiado viejo como para cambiar mis hábitos ahora. Odiaba ir al gimnasio. Odiaba el olor, la agonía de ir, el dolor de esos asientos de hule pequeños, duros y pegajosos en las bicicletas estáticas. Odiaba el estigma de estar desnudo en los vestidores, sentir las miradas y los susurros a mis espaldas. Seguía decidido a hacer cualquier cosa que me dijera, pero sabía que si me pedía que fuera al gimnasio, todo este esfuerzo duraría muy poco.

—Lo que recomiendo es empezar con veinte minutos de ejercicio ligero, dos veces al día. Algo que pueda disfrutar, como salir a caminar.

Si cree que disfruto salir a dar un paseo, entonces no escuchó una sola palabra de lo que dije, pensé.

—Y en su caso, le recomiendo que vaya a un refugio y adopte un perro —añadió.

De nuevo, sus palabras provocaron que levantara la mirada del piso.

—¿Un perro?

—Sí. Un perro es una buena compañía. Creo que será bueno para usted tener compañía. Además, vive en un departamento, lo que significa que tendrá que sacarlo a pasear. Así que saldrá a caminar con su perro dos veces al día y ése será su ejercicio. Fácil.

—Nunca tuve un perro. ¿Qué tal un gato? —pregunté.

—¿Alguna vez vio gente pasear a un gato?

—Creo que una vez en la televisión —respondí.

Me miró con severidad.

Me sentí como un tonto.

—Un gato es una linda compañía, pero de verdad, vaya al refugio. Acabo de leer un artículo sobre la Sociedad Protectora de Animales de Silicon Valley (HSSV, por sus siglas en inglés). Hay muchos perros ahí que necesitan ser adoptados. Le dará algo en qué concentrarse, un compañero a quién cuidar y, espero, alguien con quién formar vínculos. Créame, ese perro lo hará levantarse, moverse y salir de su departamento. También le ayudará de maneras que ni siquiera se imagina.

¿Cómo cuidaría un perro? Nunca tuve una mascota en mi vida. Empecé a imaginar lo problemático que sería: comprar comida, agacharme hasta el piso para recoger su popó...

Además, tenía que viajar por trabajo. ¿Qué haría con un perro? Estaba seguro de que no era un "amante de los perros".

Pero luego recordé la decisión que tomé en el auto: *Hacer todo lo que esta mujer diga*.

La doctora Preeti pasó más de hora y media conmigo en mi primera consulta. Estaba sorprendido y me preguntaba si sería capaz de recordar todo lo que dijo.

Al salir, insistió en que me registrara y pagara por anticipado seis meses de consultas semanales, porque eso me haría comprometerme a seguir el programa. Por fortuna, mis copagos del seguro representaban sólo cuatrocientos cincuenta pesos por visita. Pero funcionó. Si no me comprometí por completo antes, ahora me comprometía en términos económicos. Me entregó un montón de hojas de recetas y una lista de ingredientes que comprar para preparar platillos, comidas vegetarianas y botanas saludables. Pensé: *Odio las verduras*, pero recordé mi decisión: *Sólo haz lo que ella dice*. Me comentó que cuando tuviera mis análisis de sangre, sería mucho más específica acerca de lo que debería comer, pero mientras me pidió que intentara dejar la carne y los productos lácteos lo más posible. Dijo que la mejor manera de hacerlo era limitar las raciones poco a poco:

—Por ejemplo, permítase seis latas de atún durante las siguientes dos semanas y sólo cómalas si tiene mucho, demasiado antojo. Luego, cuando se acaben, se acabaron.

Asentí y acepté todo. Me sentía aturdido.

—Y en verdad espero que adopte un perro. Es un compromiso grande, pero no lo lamentará —añadió—. Cuídese, Eric. Fue un placer conocerlo.

La miré a los ojos y dije:

—Está bien.

CAPÍTULO 3

El cachorro perfecto

Sentía mi corazón latiendo en el pecho. También mis rodillas pulsaban, pero estaba seguro de que la caminata desde el consultorio de la doctora Preeti hasta mi auto no era la causa de mi ritmo cardiaco acelerado. Sentado en el estacionamiento, revisé la larga lista de las llamadas "comidas" que quería que me preparara... y me di cuenta de que no podía hacerlo.

Odio las verduras.

No sé cocinar.

¿Arroz y frijoles? Eso no es una comida. ¡Es una guarnición!

¿En qué diablos estaba pensando?

Torturé mi cerebro tratando de recordar una sola comida en mi vida entera que no incluyera algún tipo de carne, queso u otro "producto de origen animal". Así es. La doctora no quería que comiera carne, lácteos o *productos de origen animal*. De pronto me di cuenta de que esta dieta basada en plantas y alimentos enteros en realidad era la dieta "vegana" de la que oí hace tiempo.

Esto comen los hippies. ¿Me está pidiendo que me vuelva un hippie?

Conocía a unos cuantos veganos. Vivía en el Área de la Bahía de San Francisco, cerca de lugares como Santa Cruz y Berkeley, donde la gente canta "Kumbaya" en los parques, se pinta el cabello de morado y usa sandalias con calcetines de diferente color. Esas personas son la versión más extrema de vegetarianos y activistas de los derechos de los animales que jamás encontré. Parecían lo opuesto a mí. No tenía nada en común con ellos.

Pero la doctora Preeti dijo que ella seguía esta dieta (y no parecía hippie), así que me dio algo de esperanza, quizá mi opinión sobre los veganos no era tan precisa. Pero la lista de cosas que no podía comer era ridículamente larga.

Así que, ¿no quiere que coma huevos? ¿Nada de huevos? ¿Qué diablos se supone que desayunaré?

Casi solté una carcajada de lo ridículo que me parecía.

¿Y yo con un perro? Pensé en los gastos del veterinario. La comida. *¿Qué demonios haré cuando tenga un viaje de trabajo? Mi departamento se cubrirá de pelos. Tendré pelos en toda mi ropa formal. ¿Y si hace popó en el piso? No quiero tener que limpiar eso. ¿Qué espera que haga, que contrate a alguien para que limpie mi casa? ¡Ésta resultará la dieta más cara que he probado hasta ahora!*

Llegué a esa consulta sintiendo que podía seguir las órdenes de la doctora. Estaba convencido de que era mi última oportunidad. Pero no imaginaba cómo funcionaría todo esto para mí.

Aventé las hojas en el asiento del copiloto y tomé el volante. Miré la pared de ladrillos que tenía enfrente.

Pronto me di cuenta de que hacía lo de siempre: desanimarme. Entrar en pánico. Me enojé por ponerme así y me molestó manifestar mi cólera echándole la culpa de mis problemas a otra dieta imposible de seguir.

El hecho es que, en el fondo, sabía que en verdad ésta era mi última oportunidad.

Y de pronto recordé algo que leí en la Biblia.

Confía en el Señor con todo tu corazón;
no dependas de tu propio entendimiento.

Proverbios 3:5 (NTV)

Cerré los ojos y traté de respirar. Intenté recordar y aceptar ese sentimiento maravilloso, poderoso y positivo que experimenté en el departamento al despertar en el piso, bajo los brillantes rayos de sol. Confié en que seguiría los signos que Dios me mostró (por muy extraordinario que aún me pareciera).

Al menos tengo que intentarlo, pensé. *No te rindas todavía.*

Prendí el auto y fui al supermercado, aunque odiaba ir de compras. Recorrer esos largos pasillos era casi tan terrible como ir al aeropuerto. El súper que estaba cerca de mi departamento no tenía nada de especial, pero al menos tenía pasillos anchos. Otras tiendas eran más pequeñas y mi cuerpo impedía que los demás circularan por el pasillo, lo que provocaba decenas de momentos incómodos. Por ejemplo, tenía que ponerme de lado o regresar en reversa con mi carrito (como si fuera un autobús en una calle de un solo sentido) para que los demás pasaran. Eso pasaba decenas de veces en una sola visita. Sin mencionar las miradas que me lanzaba algún niño latoso o la repugnancia en el vistazo de alguna chica californiana delgada como un palillo. Era agotador y humillante. Uno no quiere sentirse así cuando gasta dinero.

Hacía más o menos una década que había renunciado a comprar productos frescos. Lo único que lograba era que todo se echara a perder en el cajón del fondo del refrigerador. Siempre terminaba tirando todas esas delgadas bolsas transparentes llenas de amasijos cafés, aguados, llenos de moho unos meses después. Así que, ¿para qué molestarme? ¿Por qué alguien compararía otra cosa que no fuera comida enlatada, congelada o empacada con una fecha de caducidad de al menos seis meses? Es más, ¿para qué ir a la tienda? Los productos no perecederos se pueden comprar y enviar por internet, igual que mi ropa interior y todo lo demás. Para comer, era más fácil seguir la "dieta de la ventanilla": ingerir lo que pueda entregarse a través de la ventanilla de mi auto o en la puerta de mi departamento. Entre menos interacción humana, mejor.

Pero sabía que en casa no tenía ni un solo ingrediente de la lista de la doctora Preeti. Si quería empezar con esto, no tenía más remedio que hacerlo.

En cuanto salí del estacionamiento, vi una mujer con pantalones de yoga paseando a un chihuahueño con una correa rosa tachonada de cristales. El perro me pareció una pequeña rata. En definitiva, no me convertiría en dueño de un perro así. Luego, dos cuadras más adelante vi otra mujer paseando un perro café muy grande (le llegaba a la cintura) y me imaginé la pesadilla que sería lidiar con un perro de ese tamaño en mi departamento.

Vi otros perros, un labrador retriever atado a un poste justo afuera del supermercado (esperando con ansias a su dueño) y un poodle jadeando como loco en el asiento trasero del auto junto al que me estacioné. De pronto, había perros por todos lados. ¡Estaba rodeado de ellos! Era extraño. Nunca antes vi tantos en mi vecindario.

Con los tobillos adoloridos, tomé un carrito y me arrastré dentro de la tienda con la lista de ingredientes en la mano. Seguí el flujo del tránsito humano a través de toda la sección de lácteos, con la consciencia de que no había un solo artículo de mi lista en esa sección. Pasé de largo el mostrador de salchichonería mientras buscaba los letreros de los pasillos, esperando encontrar alguno que tuviera los ingredientes que me sonaban extranjeros y que, al parecer, necesitaba.

¿Qué diablos es la "quinoa"? ¿Y cómo demonios se pronuncia?

Por fin encontré, en un solo pasillo, dos de los ingredientes que más se repetían en mi lista: arroz y frijoles. Nunca antes recorrí ese pasillo en realidad, así que no tenía idea de qué hacer. Había cajas de arroz, bolsas de arroz instantáneo, pequeños botes de arroz para preparar en el microondas, arroz español, arroz basmati, arroz salvaje, mezclas de arroz, hasta que al final vi una bolsa transparente de algo llamado arroz integral. *Eso suena bien*. La eché al carrito.

Los frijoles fueron aún más desconcertantes. No tenía idea de qué comprar o cómo prepararlos. Miré el reverso de una bolsa y decía que los frijoles deben remojarse durante ocho horas antes de cocerlos. *¿Ocho horas? No tengo ocho horas. Necesito que estén listos para la cena.* Así que miré los frijoles enlatados, elegí unos rojos, otros negros y los eché al carrito.

En ese momento, pasó por el pasillo una mujer con cabello negro y una niña pequeña trepada al frente de su carrito. No en el asiento, sino en la canasta del carrito donde podía pasearse, como si estuviera en una pequeña jaula del zoológico, sólo que con ruedas. La niña iba cantando y balanceando su vestido amarillo pálido de adelante para atrás al ritmo de la música en su cabeza. Luego se paró hasta el frente del carrito y levantó los brazos al aire, como si fuera Kate Winslet en la proa del *Titanic*, al más puro estilo del "Rey del Mundo" al pasar flotando frente a los garbanzos. De pronto abrió los ojos, me vio y se quedó boquiabierta. Se veía asustada. Luego se rio. Volteó rápido y dijo:

—¡Mira, mamá! ¡Un gigante!

—¡Ay! —exclamó la señora y empezó a susurrarle en español a la niña—. Lo siento mucho —dijo mientras pasaba junto a mí acelerando el paso.

—Está bien —respondí, aunque en realidad no estaba bien.

Me sentía cansado y ahora tenía ganas de esconderme en una cueva. Decidí tomar la ruta más rápida para salir de ahí. Pensé en el consejo de la doctora Preeti: al menos *la mitad de tu plato debe ser de frutas y verduras frescas.* Como no había nada de eso en los pasillos centrales de la tienda, me dirigí a la sección de productos frescos. Otra vez no reconocí el nombre de muchas de las frutas y verduras enlistadas en sus hojas, así que me decidí por lo más simple. Tomé unas naranjas, manzanas y plátanos. Sabía que no me gustaba el brócoli, pero escuché el eco de la voz de mi madre en mi cabeza diciendo: *¿Cómo sabes que no te gusta si nunca lo has probado?* Entonces pensé: *No importa, a mi madre tampoco le gustaban las verduras.* Crecí en los años sesenta, cuando todos mis conocidos comían casi puras cosas enlatadas o empacadas en cajas. Pero me resigné a mi nuevo destino... y eché una pieza grande de brócoli en mi carrito.

Antes de salir tomé una barra de pan. Pensé que podía comer pan tostado como desayuno. Eso y café fue lo único que comí antes de salir de mi cuarto de hotel muchas veces a lo largo de los años. El típico desayuno continental. Pensé que también funcionaría ahora. Estaba bastante seguro de que había mantequilla y mermelada en mi refrigerador (aunque quién sabe qué tan viejos estaban).

También tomé mi dotación de seis latas de atún. Mi alternativa no vegetariana. El plan de apoyo para ayudar a desprenderme de mi dieta actual.

Al pasar por la caja, noté que la cajera miraba mi estómago durante más tiempo de lo normal. Bajé la vista y observé una línea negra que manchaba mi camisa en la parte más ancha, justo encima de mi ombligo, y se extendía hacia la derecha. Quizá me ensucié con uno de los contenedores de las verduras cuando me presioné contra él para estirar la mano y alcanzar los plátanos hasta arriba de la pila.

La cajera no dijo nada, pero supe lo que pensaba.

Me veía como un cerdo. Un cerdo grande y gordo. Una humillación más.

En el estacionamiento, de nuevo me encontré agarrando el volante, tratando de no perder la compostura. Intentando seguir adelante.

Fui a casa, arrastré mis compras hasta el departamento, lo guardé todo y colapsé en el sillón.

Cuando desperté de mi siesta del medio día hice unas cuantas llamadas de trabajo antes de dirigir mi atención a la siguiente tarea: hacerme a la idea de conseguir un perro.

Busqué en Google "adoptar un perro San José" y surgieron todo tipo de cosas. Había centros de rescate independientes, vínculos que me dirigían a Personas por el Trato Ético a los Animales (PETA, por sus siglas en inglés), la Sociedad Norteamericana para la Prevención de la Crueldad hacia los Animales (ASPCA, por sus siglas en inglés), tiendas de mascotas, pero la que me saltó de inmediato fue la Sociedad Protectora de Animales de Silicon Valley, la organización que la doctora Preeti mencionó. Tenían, por mucho, la mayor cantidad de perros en adopción enlistada en su sitio, así que empecé a mirar.

Había pequeños poodles de tres kilos y medio que se veían muy tiernos. Una se llamaba Fifi. Me la imaginé caminando junto a mí, brincando como un caballo de Kentucky con un collar rosa con estoperoles. *No es para mí*, pensé. Había muchos chihuahueños. ¡Y tantas otras razas! Perros cafés, negros, color camello, blancos, con manchas, con pelo corto, largo y mezclas. Y, ¿quién sabía que un chihuahua puede aparearse con un pit bull? ¿Sería un pihuahua o un chibull? Me encantaba el aspecto de los pit bulls, "varoniles". Pero seguí revisando y encontré una gran variedad de perros con descripciones y advertencias. Una decía: "No gatos o niños pequeños". Otra: "Perfecto para familias con niños pequeños: ¡clasificación T de todos!"

Volví al estado mental de desear que esto funcionara, así que empecé a buscar en Google las características de diferentes razas y a pensar en el perro ideal para mí: uno que fuera dicha y placer desde el principio, alegre, que no tuviera problemas de actitud, que nunca, nunca se hiciera pipí o popó en la casa (ni una sola vez en toda la vida del perro), que nunca ladrara, que siempre estuviera tranquilo, que no tirara pelo, que nunca, nunca bajara mis cortinas, mordiera los muebles o se comiera mis zapatos. Al final de toda mi investigación, por fin visualicé mi perro ideal: un golden retriever feliz, preentrenado, adulto, de tres kilos y medio.

Aunque era casi el final del día, decidí no esperar. Llamé al teléfono de la Sociedad Protectora de Animales de Silicon Valley. Me contestó una señorita amable y le dije qué estaba buscando en específico.

—¿Tienen perros así? —pregunté.

—Ehhh... —dijo la señorita—. Déjeme comunicarlo con Casaundra. Ella maneja nuestros perros de cuidado temporal y adopción. Lo guiará en este proceso. Un momento, por favor.

No pasó un minuto antes de que empezara la conversación que cambiaría mi vida para siempre.

—Habla Casaundra. ¿Eres Eric?

—Sí.

—Me dicen que quieres adoptar un perro.

—Sí. Bueno, en esencia mi médico me recetó un perro. Le dije que iría a un refugio para adoptar uno y... nunca antes tuve un perro, así que quiero uno que sea muy fácil de cuidar, que no tire pelo, no ladre o moleste a mis vecinos ni haga pipí o popó en mi departamento. No sé cuál raza sea así, pero tengo una imagen en mi mente y espero que tengan alguno que se ajuste a esta descripción —dije, casi sin detenerme a respirar.

—¿Tu médico te recetó un perro?

—Sí. Es una doctora naturista que cree en la medicina holística y en tratar a la persona completa. Y, bueno, tiene la convicción de que un perro sería bueno para mí.

—Ah... ¿Por qué?

—Por todo, en realidad. Supongo que debo decir que tengo sobrepeso. Mucho sobrepeso. Pero estoy tratando de cambiarlo. Así que me puso en una nueva dieta y una de las razones por las que quiere que tenga un perro es para que salga y haga un poco de ejercicio llevándolo a caminar dos veces al día.

—Ah —dijo Casaundra—. Bueno, te preguntaré algunas cosas y, con suerte, eso me permitirá entender mejor lo que buscas y lo que puedes ofrecer a alguno de nuestros animales.

¿Ofrecer a alguno de sus animales?

—Está bien, claro —le dije.

Durante los siguientes cuarenta minutos Casaundra me interrogó. Me preguntó casi tantas cosas sobre mi vida, antecedentes e intenciones para este perro imaginario que tenía en la cabeza como la doctora Preeti sobre mí esa mañana. Desde "¿vives solo?" y "¿alguna vez tuviste mascotas de cualquier tipo?", hasta "¿qué tanto caminas en la actualidad?"

—Bueno, todavía no empiezo —admití—. Pero planeo hacerlo cuanto antes.

Recuerdo que pensé: *Oh, es mucho trabajo adoptar un perro. Creí que sólo les diría qué tipo de perro quería e iría a recogerlo ¡o quizá me lo entregarían a domicilio!*

Me preguntó si tenía amigos con perros, cómo reaccionaba a los animales en otras casas y en público, qué tipo de trabajo tenía y qué tanto viajaba.

Durante la llamada también insistió en la idea de que eso era un "compromiso para toda la vida".

—Un perro no es un juguete. No puedes hacer la prueba y renunciar. Necesitan amor, atención y ¿sabes? se encariñan con sus familias. Quieren ser parte de una. ¿Estás comprometido con esta idea? ¿Puedes mantener tu compromiso?

Por el tono de su voz supe que esto era muy importante para ella. De verdad. Así que lo pensé durante unos segundos y mi respuesta fue clara:

—Sí. En verdad voy a entregarme a esto. Para mí es importante lograrlo. Creo que, de muchas maneras, mi vida depende de esto. Pero entiendo por qué lo preguntas. Es cierto que es un gran compromiso. Es decir, quizá debería adoptar un perro mayor para que el compromiso no sea tan largo. ¿Sería más fácil así?

(En retrospectiva, aún no concibo cómo le hice esa pregunta. Para ser honestos, pensé: *Un perro mayor sólo vivirá unos cuantos años y eso implica un compromiso más breve*. Dios, cómo me arrepiento de haber pensado así.)

—No lo sé —dijo Casaundra.

—Sólo sé que quiero que esto funcione. Será un cambio para mí y eso me pone nervioso. Pero en mi interior todo me dice que siga el consejo de mi doctora. Fui al supermercado en cuanto salí de su consultorio, compré arroz y frijoles para la cena porque estoy decidido a perder peso y volver a ser saludable. Quiero vivir. Deseo cambiar mi vida para mejorar. En verdad lo quiero —dije— y la doctora Preeti cree que un perro me ayudará a hacerlo.

En definitiva, Casaundra era buena escuchando a la gente. Como vendedor siempre trato de preguntar muchas cosas a mis clientes. Quiero saber todo lo que pueda sobre ellos para ofrecerles el producto que mejor se ajuste a sus necesidades. Si están contentos con su compra, volverán a mí la próxima vez y la siguiente, y me recomendarán con sus amigos. Así que aprecié todas sus preguntas y entendí que estaba comprometida con su trabajo. Se preocupaba por los perros y parecía importarle si yo tomaba la decisión correcta o no.

Sólo la conocía por teléfono desde hacía cuarenta minutos, pero algo en la seguridad que inspiraba su voz me hizo confiar en ella. En verdad creí que entendía lo que le decía y que tenía las mejores intenciones.

—Mira —dije—, quizá debería adoptar un perro de mediana edad y con sobrepeso, así al menos tendríamos algo en común.

Ella soltó una risita, pero también pensó algo.

—¿Sabes? Puede que tenga el perro perfecto para ti. Ahora mismo está en cuidado temporal. Déjame hacer una llamada para ver cómo está y te marco mañana.

—Está bien, perfecto —dije.

Y así llegó la hora de cenar. Me *moría* de hambre.

Leí rápido las instrucciones para el arroz y me decepcionó ver que tardaría cuarenta minutos. Puse dos tazas de arroz y un poco de agua en una olla pequeña, dejé que soltara el hervor, lo tapé y reduje el fuego para que se cociera "a fuego lento", asumiendo que era un poco menos que hirviendo. Supuse que poner el quemador en nivel cinco lograría el cometido y cuando lo revisé cinco minutos después, el agua burbujeaba sin hervir, así que me pareció que todo iba bien.

Mientras esperaba a que eso se cociera, busqué en Google "cómo preparar brócoli". El primer método que surgió fue blanquearlo, pero parecía demasiado complicado. ¿Hervirlo en agua y luego ponerlo en un baño de hielo? La segunda manera fue al vapor y recordé que tenía una vaporera al fondo de mi pila de ollas. Venía como parte de una batería de cocina barata que compré años atrás y que nunca usé, ni siquiera una vez. La saqué, le puse agua en la parte de abajo, prendí la estufa a fuego alto, corté la parte grande y gruesa del tallo del brócoli, como se sugería (que me pareció un terrible desperdicio de comida), lo eché en la parte superior de la olla que tenía agujeros en la base, lo tapé y dirigí mi atención a los frijoles.

En ese momento me di cuenta de que olvidé por completo mirar la receta para preparar arroz y frijoles de la lista de la doctora Preeti. La revisé y pronto vi que en mi prisa por salir de la tienda no compré ninguna especia. También me di cuenta de que la receta decía que se cocinaran el arroz y los frijoles juntos en una olla de cocción lenta. *Ups*. Tuve la esperanza de que cocerlos por separado y mezclarlos después tuviera el mismo resultado. Es decir, ¿qué tan complicado podía ser?

Una de las latas de frijoles que compré decía "frijoles cocidos". En la tienda no consideré lo que eso significaba, pero ahora me alegraba. Supuse que ésos deberían estar sazonados. Leí los ingredientes y, claro, tenían un montón de "condimentos" y "saborizantes naturales". También algo que no esperaba: puerco.

¿Qué?

Estos frijoles no eran vegetarianos. Me pareció extraño. *¿Por qué venderían vegetales no vegetarianos?* Pensé que una lata de frijoles sería una lata de frijoles nada más. Parece bastante evidente. *¿Por qué no diría "frijoles y puerco" en algún lado de la etiqueta frontal?* Nunca lo adivinaría si no leo las letras pequeñas. *¿Y si fuera algo más importante? ¿Y si fuera alérgico al puerco o no pudiera comerlo por motivos religiosos?* Me pareció un etiquetado engañoso.

Le di vueltas al asunto pensando si los usaba de todas maneras, pero decidí no hacerlo. Ya me había alejado bastante de las órdenes de la doctora Preeti. Así que calenté una lata de frijoles rojos sencillos. La lista de ingredientes en la lata sólo tenía un ingrediente: frijoles rojos. ¡Ojalá eso no significara que estaban hechos de carne roja!

No había otra olla pequeña o mediana en mi batería, así que los puse en un tazón y los calenté en el microondas. En un minuto salpicaron todo el microondas por dentro, dejando un desastre que en definitiva no quería limpiar. Cerré la puerta y los dejé ahí para que no se enfriaran mientras esperaba el arroz y el brócoli. Decidí comer una manzana entre tanto. Luego corté una naranja y me la comí también. Me gustaba el jugo de naranja, pero no comía una naranja entera desde la primaria. Por extraño que parezca, recordé el sabor amargo de las partes blancas entre los gajos como si fuera ayer, así que traté de comer alrededor de ellos. Sabía muy bien, pero toda esa experiencia pegajosa de succionar el jugo era un fastidio. Tuve que lavarme las manos al terminar. *Qué molesto*, pensé. *¿Por qué no las venden peladas?*

Unos diez minutos antes de que estuviera el arroz, noté que el vapor que se filtraba bajo la tapa se parecía más al humo. Levanté la tapa y, de pronto, una gran nube de humo café claro llenó mi cocina. Me impresioné al descubrir que cada gota de agua en la olla había desaparecido. Mientras la quitaba de la hornilla, el detector de humo se activó. El chillante "¡bip, bip, bip, bip, bip!" llegó a mis tímpanos mientras un horrible olor a quemado salió de la olla.

—¡Maldita sea! —grité, tomando la lista de recetas de la doctora Preeti para usarla como abanico y dispersar el humo lejos del detector. Corrí a

abrir las puertas de mi balcón. Éste era un edificio enorme lleno de condominios. Sabía que si el detector se activaba durante más de un minuto,
se detonaría la alarma del sistema general del edificio, todos tendrían que
evacuar y vendrían los bomberos. A la hora de la cena.

Imaginaba la mirada acusadora de todos los vecinos fija en mí: el tipo
gordo del departamento 313.

Genial, lo único que me faltaba.

Por suerte, mi abaniqueo frenético funcionó. El chillido se detuvo.

Regresé a ver la olla llena de arroz y no encontré nada más que una pila
de pedazos batidos rodeada de una costra quemada. El arroz del fondo
de la olla se quemó tanto que no pude despegarlo ni con una cuchara de
metal. Y el de en medio apenas se coció.

—¡Maldita sea! —grité al darme cuenta de que dejé el brócoli en la vaporera durante todo este tiempo. Quité la vaporera de la hornilla, la abrí y
encontré lo que parecía una pila de árboles marchitos desintegrados que
exhalaban los últimos suspiros de vida. Al menos todavía eran verdes. No
estaban quemados. Ojalá aún fueran "buenos para mí".

Saqué todo lo que pude del arroz semicocido, no quemado, de la mitad
de la olla, lo puse en un plato y lo mezclé con los frijoles del microondas.
Serví el brócoli en el mismo plato también. Probé un bocado de cada uno
y me recordó en un instante al campamento de entrenamiento en el ejército: comía una bandeja de porquería irreconocible. *Esto es peor que lo que
sirven en la prisión*, pensé. En especial, la textura.

No podía creer lo mal que me salió.

Lo cubrí todo con sal y pimienta y me obligué a comer hasta la última
cucharada como castigo.

Si quería que funcionara, tendría que mejorar.

La doctora Preeti me dedicó hora y media en su oficina. Parecía que en
verdad le importaba lo que le decía y lo que necesitaba hacer para sentirme mejor. Casaundra pasó casi una hora conmigo en el teléfono sólo para
averiguar qué tipo de perro se ajustaría mejor a mí y a mi estilo de vida.
Y aquí estaba yo apresurándome en todo este proceso de cocinar mi primera comida nueva, como si no me importara la persona a quien se la iba
a servir.

Me levanté y lavé los trastes a mano. Supuse que ya habría hecho veinte minutos de ejercicio en la tienda y lavar los trastes a mano también era un tipo de ejercicio. El arroz quemado dejó manchas negras en el fondo de la olla. La tallé con fuerza, pero al final la tiré a la basura. Ya no servía, era una olla de aluminio barata. Pensé que necesitaba comprar mejores utensilios de cocina y asegurarme de buscar en Google las palabras "cómo cocinar" antes de seguir otras instrucciones al reverso de un empaque.

Durante la siguiente hora, sentado en el sillón mirando la televisión, me obligué a comer hasta la última manzana y naranja que compré, sólo para llenarme. La doctora Preeti dijo que no contara calorías, así que no lo hice. No me preocupé por la cantidad de comida que me metí a la boca. Sólo la metí.

Pese a todo, no era tanta comida. Al menos no en comparación con dos pizzas extragrandes. Por alguna razón no sentí la necesidad inmediata de recostarme y dormir después de comer. Cuando por fin me levanté para ir a la cama, me sorprendió la ausencia de la tensión usual en mi estómago: esa sensación de presión y acidez que tenía siempre que me daba hambre. Era hora de dormir. Yo siempre tenía hambre a la hora de dormir. Si no tomaba una botana antes de lavarme los dientes, me iba a la cama soñando con lo que comería en el desayuno.

Esa noche me sentí sorprendentemente lleno.

Ah, pensé. *Qué extraño*.

Capítulo 4

Primeros encuentros

Me dolía la cabeza y el estómago. Mis rodillas y tobillos estaban adoloridos de recorrer la tienda Petco local. Me punzaba la espalda por levantar la bolsa grande de comida para perro para meterla al carrito y luego a la cajuela. Pero aún me emocionaba ir a la Sociedad Protectora de Animales de Silicon Valley porque saldría con un perro.

Casaundra me devolvió la llamada justo antes del mediodía, con la certeza absoluta de que tenía el perro perfecto para mí. Me dio una lista de cosas básicas que comprar: tazones para agua y comida, cama para perro, correa y demás. Dijo que viniera en la tarde para llenar algunos papeles. El plan era reunirme con ella, repasar algunas preguntas finales y, después, si todo iba bien, conocería a mi perro.

Ese asunto de "si todo iba bien" me ponía nervioso. Casaundra se tomaba todo de forma muy seria. Una parte de mí se preguntaba si estaría a la altura de convertirme en "padre" de uno de esos "hijos".

También deseé sentirme un poco mejor. Me levanté bien y comí bastante avena y fruta en el desayuno. Ni siquiera le puse crema a mi café.

Lo tomé como un guerrero de las carreteras: negro. Pero ahora algo alteraba mi estómago y con el dolor de cabeza encima, deseé que no fuera a enfermarme.

Las instalaciones de la Sociedad Protectora de Animales de Silicon Valley eran más impresionantes de lo que imaginé. Las llamaban Centro Comunitario de Animales y parecían más el campus de una escuela que un refugio de animales. Había voluntarios jugando con los perros en patios bardeados cerca del estacionamiento. Un agradable camino de concreto con árboles y una fuente llevaba a un edificio gigante de aspecto moderno hecho de ladrillo rojizo, vidrio y metal.

Adentro todo estaba limpio y brillante, igual que una preparatoria recién construida, y de inmediato me recibieron con sonrisas. Le dije a la joven secretaria de la recepción que tenía una cita con Casaundra y me pidió que tomara asiento. Una empleada tenía un perro echado a sus pies detrás del mostrador mientras ella trabajaba en la computadora. Pensé: *Éste debe ser un trabajo maravilloso para los amantes de los perros.*

La joven con la que hablé se comunicó por teléfono con Casaundra y, cuando colgó, salió de atrás del mostrador y me entregó una tabla portapapeles. Me senté ahí durante un buen rato mientras llenaba todo el papeleo, con información de mis antecedentes, historial laboral y números de contacto. Era tan detallado como el de un consultorio médico.

Cuando lo entregué me preguntó si podía sacar una copia de mi licencia de conducir.

—Vaya. ¡Sí que son meticulosos! —dije.

—Lo somos —contestó—. ¿Estás emocionado?

—Sí. Y nervioso también. Nunca antes fui dueño de un perro.

—¿De verdad? Yo nunca *no* he tenido perro. Incluso cuando era niña. No puedo imaginarme la vida sin un perro —aseguró.

—Sólo espero que me quiera —comenté.

—Estoy segura de que te amará —dijo.

Me pareció gracioso que usara esa palabra: "amar". ¿En verdad los perros "aman"? ¿Cómo lo sabía?

—Casaundra saldrá en un minuto —añadió.

Cuando vi a Casaundra me di cuenta de que no se parecía nada a lo que había imaginado. Por el profesionalismo y sonido de su voz al teléfono, esperaba a alguien... ¿cómo decirlo? Conservador, como un banquero o un maestro de escuela. Pero en vez de eso me encontré frente a una mujer con el cabello negro en picos, muchos tatuajes y perforaciones. Tenía un aspecto muy urbano, como si pudiera defenderse sola en un barrio pesado de Oakland; esto me recordó que nunca debemos juzgar a la gente por su apariencia (¡o al parecer, por su voz!) Me sonrió y estrechó mi mano. De verdad parecía contenta y emocionada de verme. Cuando me llevó a su oficina, no sólo tenía un perro a sus pies, ¡tenía siete! Siete perros pequeños, todos vestidos con suéteres o echados en cobijas acolchadas. Pronto supe que estaban cerca o en el final de sus vidas, tenían algún tipo de enfermedad o sufrieron abuso y se consideraban no adoptables. Cuando entró por la pequeña puerta todos se arremolinaron a su alrededor y luego vinieron hacia mí. Me sentí como un niño rodeado por un mar de cachorritos. Todos eran muy tiernos. Me senté en una silla, estiré la mano para acariciarlos, me lamieron y corrieron muy emocionados de un lado al otro entre Casaundra y yo. Sólo cruzando la puerta, se sentía como si su oficina se convirtiera en una completa fiesta de perritos.

Esta mujer de apariencia ruda adoptó la misión de atender a los perros marginados de Silicon Valley para asegurarse de que vivieran cómodos y felices en sus últimos días. Todas las noches los llevaba a casa y todas las mañanas los traía a la oficina para que nunca estuvieran solos.

—Ah, sí —dijo otra trabajadora, asomando su cabeza desde el pasillo para ver a qué venía toda la conmoción—. Siempre tiene seis u ocho de esos chicos. En definitiva, Casaundra es nuestro ángel residente.

Hablamos durante unos minutos. Pasé demasiado tiempo mirando el piso o concentrándome en los perros en lugar de hacer contacto visual. Estaba muy preocupado de que me rechazara a esas alturas. En especial cuando me preguntó, una vez más, si estaba seguro de comprometerme a hacer esto. La cosa es que, mientras acariciaba a esos pequeños perros, vi lo alegres que eran y vi toda la dicha que le traían a Casaundra, entonces me sentí más seguro que nunca. La miré a los ojos y dije muy en serio:

—Sí. Por supuesto. Sí.

No sabía cómo funcionaría. No entendía cómo me ayudaría a perder peso o "ponerme saludable". Pero confiaba en que seguía las señales que debía seguir. Después de todo, ahora esas señales me trajeron con un ángel.

Casaundra me llevó a una sala de espera con una puerta a cada lado. No había nada en la habitación excepto una silla y una banca. La única ventana estaba esmerilada, de forma que entraba la luz, pero no se veía a través de ella. El piso de concreto gris tenía una coladera al centro.

—Bien, sabes cómo saludar a un perro que no conoces, ¿no? —preguntó.

—No, supongo que no.

—Sólo extiende tu brazo así, con tu palma hacia abajo y tus dedos más bien en puño. No debes extenderlos de forma que pueda morderte —dijo.

¿Este perro va a morderme?, me pregunté.

Copié sus movimientos.

—También baja un poco tu cabeza, mira al piso para que el perro no piense que tratas de dominarlo. No lo mires a los ojos en un principio.

Sabía que eso no sería problema para mí.

—Sé un poco sumiso para que sienta que está seguro. Quizá prefieras sentarte. Déjalo que olfatee tu mano y luego lo mejor es sólo dejar que venga a ti. No trates de acariciarlo de inmediato. Dale un momento. Es un perro muy dulce ya que te conoce.

¿Ya que te conoce?, pensé. *Eso no suena al alegre golden retriever de tres kilos y medio por el que vine.*

—Muy bien. ¿Estás listo para conocer al perro perfecto para ti?

—¡Listo! —exclamé.

Casaundra salió de la habitación e inhalé profundamente. Mi corazón latía con fuerza.

Me senté en esa pequeña cámara de aislamiento con mucha expectación y luego escuché pasos acercarse. Uñas de perro en el concreto. La manija de la puerta giró. La puerta se abrió. Una nariz negra trató de pasar a empujones y luego Casaundra abrió toda la puerta. Ahí estaba él: un perro grande, negro con blanco, con un gran cuerpo redondo que entró a la habitación arrastrando los pies con la cabeza gacha. La levantó para observarme y luego la dejó caer con una mirada de clara decepción. Como diciendo: *¿De verdad? ¿Este perdedor? ¿Me trajiste a la habitación equivocada?*

Supongo que yo también lo miré así.

Lo único que pensaba era: *Éste no es, para nada, el perro que imaginé.*

—Eric, te presento a Raider. Raider, éste es Eric —dijo Casaundra.

—¿Raider? —pregunté.

—Como los Raiders de Oakland. Sus dueños eran aficionados. Y es blanco y negro...

Los Raiders eran mi equipo menos favorito de todo el planeta. Tenía amigos que se decían "antiRaiders".

Extendí mi brazo como ella me indicó y miré al piso. Sentí que su nariz húmeda tocaba mis nudillos y sólo entonces lo miré a los ojos. Juro que aún me veía con decepción, es probable que fuera porque yo lo veía igual. Este perro se veía deprimido. Nunca vi un perro deprimido, pero en definitiva, así se veía. Y no era un perro pequeño. Además de ser gordo, me llegaba a las rodillas. Debía pesar unos treinta y cinco kilos. Su pelaje estaba todo desaliñado y enmarañado en algunas partes y parecía ser lo opuesto a un perro alegre.

—¿Qué tipo de perro es? —pregunté.

—Hasta donde sabemos, es una mezcla de border collie y pastor australiano.

—Ah, vaya. Ésas son razas súper energéticas, ¿no? ¿Necesitan todo tipo de ejercicio?

—En general, sí. Son perros con mucha agilidad. Pero, como puedes ver, es un perro de edad mediana con sobrepeso, como tú lo pediste. Eso quiere decir que requiere una nueva rutina, como la que me dijiste que necesitas. No quisiera que salgas de aquí con un perro que está en buena forma y tenga que salir a correr todos los días porque no se ajustaría a ti, ¿sabes? Raider se mueve lento. No está en forma. Sus articulaciones están inflamadas. Necesita empezar a caminar de nuevo, lo cual se ajusta a lo que tu doctora quiere que hagas, ¿cierto?

—Sí, supongo que sí —dije—. ¿Qué edad tiene?

—Siete años.

Casaundra le quitó la correa mientras hablábamos y Raider sólo olfateó un poco alrededor del perímetro del cuarto. Me pregunté cuántos perros pasaron antes por ahí y cuántos otros humanos, como yo, estaban escépticos de los resultados de todo este proceso de emparejamiento perro-humano.

No quise decepcionar a Casaundra. Sabía que puso cabeza y esfuerzo en este asunto y que le importaba. Pensé: *Ella se dedica a esto y en verdad está convencida de que funcionará. Estoy seguro de que no trata de echarme este perro porque soy una presa fácil. Quizás ésta es otra señal.*

Traté de darle a Casaundra el beneficio de la duda.

—¿Por qué se deshicieron de este perro? —pregunté.

Casaundra revisó unas hojas con notas en una tabla portapapeles.

—Hubo un divorcio. No lo cuidaban como era necesario. Pasó mucho tiempo solo en el patio trasero luego de que su cuidador principal se fuera a la universidad. Y la familia sintió que quizá había un hogar mejor para él en algún sitio —respondió.

Luego de recorrer el perímetro, Raider se acercó y olfateó mis zapatos. Me miró y lo acaricié detrás de las orejas. Él dejó caer su cabeza y se inclinó hacia mí, así que lo rasqué más fuerte. Le gustó. Cuando me detuve por un momento, se echó en el piso cerca de mis pies. Me agaché y lo acaricié un poco más.

—Ay, mira eso. Ya te quiere —dijo Casaundra—. Bueno, hay unas cuantas cosas que debes saber sobre Raider. Su evaluación de comportamiento dice "no niños" debido a un historial de nervios y miedo a los niños y adolescentes. Y ésa es una de las razones por las que pensé que tu hogar sería bueno para él, porque vives solo. Cuando llegó aquí por primera vez, estaba muy estresado. Evitaba a la gente. No le interesaban los premios. Nos miraba con ojos de ballena. Es decir, nos daba algunas advertencias, como "no se me acerquen". Era evidente que no podía con su entorno, con todos esos perros cerca.

—Vaya —dije. Estaba impresionado por toda la atención que prestaban a cómo se sentía un perro que acaba en esa situación.

—Dice aquí que un pastor alemán lo atacó de cachorro y por eso es agresivo con esa raza en especial, pero también es reactivo a la correa en general, eso significa que ladra a otros perros y personas cuando tiene la correa puesta. Sólo necesitaba un mejor ambiente, así que decidí ponerlo en cuidado temporal. También hacemos un proceso de emparejamiento para eso y Melissa (con quien lo coloqué) es una profesional en el manejo de animales. No acoge a muchos perros, pero en verdad ama estas razas de pastores y no tiene hijos, así que todo encajó.

—¿Y cómo le fue con ella?

—Bueno, ¿sabes? En cuanto lo llevé a casa de Melissa sus niveles de estrés bajaron mucho. Tengo notas aquí que muestran que le está yendo bien. Está entrenado para permanecer en su jaula y no hacerse dentro de la casa. Le encanta salir sin correa en un área controlada. No les brinca a las personas, no muerde, entiende órdenes básicas. Aquí dice que le ladra a la gente y se concentra mucho en gatos callejeros. Ah, lo llevaron a una cabaña en las afueras. Menciona que le va bien con otros perros, aunque en esa casa tuvo problemas con uno de ellos. Es bueno para las caminatas, le encantó la nieve. Así que le va bien, y eso que sólo lleva diez días en cuidado temporal.

—¿Sí?

—Sí. En mi opinión estar en un hogar tranquilo como el tuyo y avanzar poco a poco le hará mucho bien. Creo que a los dos les irá de maravilla. Tengo un buen presentimiento sobre esto —dijo ella—. Sólo ten paciencia y dale tiempo. Entiende que lo desarraigaron durante toda su vida. Su situación familiar cambió y eso le causó estrés, pero de todos modos fue su familia quien lo abandonó aquí. Y a su vez, esa familia lo adoptó de un refugio cuando era más joven. Así que ya pasó por dos familias, dos adopciones, más el trauma de venir aquí y luego adaptarse a la casa de acogida temporal... Le va a tomar un tiempo acostumbrarse.

—Pobre chico —dije. De pronto comprendí lo difícil que había sido la vida de este perro. Imagina ser parte de una familia y que esa familia te abandone, todo para que otra familia te vuelva a abandonar. No sé por qué me afectó de esa manera. Nunca tuve ninguna empatía por la causa de los animales. No era el tipo de persona que apoya a Greenpeace o a PETA, ni alguien que se entristezca por los animales en adopción que anuncian en la televisión. No es que no me importaran los animales, sólo que nunca dediqué mucho tiempo a pensar en ellos.

Miré a Raider y de pronto la tristeza en sus ojos no parecía ser por mí. Parecía más como cansancio. Corazón roto. Quizá soledad. Una sensación como de que se dio por vencido y estaba listo para morir.

Como yo.

Los ojos se me llenaron de lágrimas. No podía creerlo.

Raider se rodó sobre su costado y empezó a jadear un poco cuando empecé a acariciarlo. No hacía calor en la habitación, así que me preocupó.

—¿Está bien? —pregunté.

—Sí, creo que sólo está un poco estresado. Los perros huelen el estrés de otros perros en esta habitación. También es el lugar donde vienen las familias a entregar a sus perros, así que hay muchas emociones aquí.

Lo miré, acariciándolo en silencio durante un momento.

—¿Te puedo preguntar algo?

—Por supuesto.

—¿Puedo cambiarle el nombre?

—¿Por qué? —preguntó Casaundra.

—Mira, soy de South Bay. Vivo en el hogar de los Cuarenta y nueves. Soy fanático de los Cuarenta y nueves. Odio a los Raiders. Yo sólo...

Casaundra se rio.

—¡Lo entiendo! —dijo—. Sí, puedes cambiarle el nombre. Quizá tarde un tiempo en responder, pero, ¿por qué no? Será un nuevo comienzo.

—¿Sí?

—Claro. Se adaptará. Se adaptará...

—Está bien —dije—. Entonces creo que eso es todo.

—¡Maravilloso! —dijo Casaundra—. Tengo un buen presentimiento acerca de ustedes dos. En verdad creo que empezarán con el pie derecho juntos. Sólo ten paciencia. Salgan a caminar. Pero no vayan muy lejos. No trates de mostrarle todo y llevarlo contigo a todos lados demasiado rápido. No vayan más allá de donde pueda hacer sus necesidades durante las primeras dos semanas. Comiencen poco a poco y ambos estarán bien.

—Empezar despacio suena bien para mí. Sí. Gracias, Casaundra.

—De nada, Eric. Gracias a ti. Raider te agradece. ¡Ah! Y por sus problemas de conducta nos gustaría que asistas a unas clases con él. Les ayudará a formar vínculos y a hacer más fácil la transición para ti. No son muy caras y bien valen la pena —dijo ella.

—Yo, eh... bueno... está bien. Lo que tú digas —respondí.

Le puse la correa a Raider, caminamos a la recepción para completar el último papeleo, estreché la mano de Casaundra y de pronto estaba en el camino de concreto, pasando junto a la fuente con dirección a mi auto. Con un perro.

Raider parecía un poco distinto desde que salimos. Iba delante de mí, jalando la correa y moviéndose de un lado al otro del camino como si estuviera patrullando. Tiró con fuerza, le ladró a un perro en uno de los patios y tuve que usar bastante fuerza para detenerlo y apurarlo a seguir.

—Vamos, Raider. Ese perro no puede hacerte nada. ¡Vamos! —dije—. ¡Raider!

Por fin avanzó.

—Bueno, tenemos que cambiarte ese nombre. ¿Cuál será un buen nombre para ti, eh?

Me di cuenta de que hablaba con un perro. Eso era extraño. ¿Por qué lo hacía? ¿Esperaba que me contestara?

Quité los seguros del auto y abrí la puerta trasera, esperando que Raider subiera de un brinco. Pero no lo hizo. Se quedó ahí parado.

—Anda, chico. Éste es tu nuevo auto. ¡Súbete!

Tiré de su correa, incluso le di un empujoncito con mi rodilla, pero me miró como si nunca hubiera subido a un auto en su vida. Como si no tuviera idea de qué hacer.

—Vamos, tú puedes.

Al final me agaché, rodeé su pecho con mis manos justo por detrás de sus patas delanteras y lo levanté. Fue extraño, requirió todas mis fuerzas (sus patas colgaban, pateaban y se retorcían) hasta que por fin lo puse en el asiento. Todo ese tiempo me preocupó que tratara de morderme o algo así por agarrarlo de esa forma, pero no lo hizo. Cuando subió al auto se echó, como si no quisiera mirar por la ventanilla... como si no le importara ver en dónde terminaría esta vez.

Cerré la puerta y me recargué contra el auto. Tenía que recuperar el aliento después de tanto agacharme y cargar. Cerré los ojos, sentí el sol en mi cara y pensé: *Dios, de verdad espero que esto no sea un error.*

Incluso mientras salía del estacionamiento y me incorporaba a la calle, Raider se quedó echado en el asiento de atrás. Conocía a personas cuyos perros brincaban por todo el auto y trataban de subirse a su regazo mientras conducían y me dio mucho gusto que éste no fuera así. Pero me preocupaba. Levanté la cabeza y ajusté el retrovisor para poder verlo. Pareció mirarme un instante de reojo con su cabeza echada sobre sus patas delanteras.

—Entonces ¿cómo te llamaremos? —le pregunté.

Por alguna razón, algo en la posición tan tierna en que yacía me recordó mi niñez. De niño, mi programa de televisión favorito era *La Pandilla: los pequeños traviesos.* La pandilla de niños de ese show tenía un perro llamado Peety. Ese Peety era un tipo de bulldog con un gran círculo negro alrededor de su ojo y no se parecía nada al de mi asiento trasero. Pero ambos eran blanco y negro, y recordé que en aquellos tiempos pensaba que sería maravilloso tener un perro así.

Ahora aquí estaba, manejando a casa con el primer perro que tenía en la vida y también era blanco y negro. Parecía ser el destino.

—¿Qué tal Peety? —dije—. ¿Te puedo llamar Peety?

No estoy seguro si fue coincidencia, si escuchó u olió algo que llamó su atención o si de alguna manera reconoció los recuerdos positivos de mi niñez que resonaban en aquel nombre cuando lo dije en voz alta, pero en ese momento levantó la cabeza y me miró.

Lo tomé como otra señal.

—Bueno, entonces es todo —dije—. Peety, vamos a casa.

Cuando llegamos a mi edificio se bajó tambaleando del auto por su cuenta. Pero cuando se abrieron las puertas del elevador se quedó parado al otro extremo de la correa, como si otra vez no supiera qué hacer. Creo que nunca antes vio un elevador. Lo jalé del collar y miré su cabeza mientras observaba nervioso alrededor, sintiendo el movimiento de esa pequeña caja en la que nos encontrábamos. Luego, las puertas se abrieron y estábamos en un ambiente diferente por completo, con luz agradable y piso alfombrado. Peety parecía muy confundido. Entramos en un lugar y ahora salíamos en otro sitio distinto por completo. La expresión en su cara parecía decir: "¿Qué onda con esto?"

Caminé con él hasta la puerta de mi departamento y, cuando entramos, por fin le quité la correa. Cruzó el vestíbulo de forma lenta, pasó la cocina y llegó hasta la puerta del balcón en el otro extremo de la habitación. Se echó y dejó escapar un gran suspiro mientras yo colgaba su correa en mi perchero.

Me las arreglé para traer la bolsa llena de juguetes y premios, pero el bulto de comida y su cama seguían en el auto. Decidí que estaba demasiado cansado para ir por ellas. Me pareció que Peety tampoco quería moverse, así que lo dejé en paz. Colapsé en el sillón después de un largo día y también dejé escapar un gran suspiro.

Luego inhalé de manera profunda y de pronto mis sentidos se saturaron con el aroma más delicioso que venía de la cocina: el olor de una comida que empecé a preparar en la mañana y olvidé por completo.

Justo después de mi desayuno de avena y café me obligué a salir a una tienda de hogar muy linda y conseguí una olla de cocción lenta. Compré una nueva batería de cocina de tres capas de acero inoxidable y fondo grueso, la vendedora insistió en que me ayudaría a evitar que las cosas se quemaran y a distribuir el calor de mis hornillas de forma más homogénea. Seguí su consejo para preparar verduras al vapor y también compré un conjunto de canastas vaporeras estilo asiático. Le conté de mi pasta de brócoli y me dijo:

—Yo pongo el brócoli al vapor sólo durante un par de minutos. Me gustan las verduras *al dente*.

Eso sonaba muy elegante y me gustó. Compré utensilios nuevos, unos tazones pequeños de vidrio, otros para mezclar cosas y demás. Luego regresé a la tienda de alimentos y compré más frutas, verduras y frijoles (esta vez en bolsa, no en lata). Miré la lista de ingredientes de la doctora Preeti con más cuidado y compré una provisión completa de especias. Juré seguir su receta de arroz y frijoles al pie de la letra. Regresé a casa, medí todo en mis nuevos tazones pequeños (como vi que un chef famoso hacía en un programa de televisión) y luego eché el arroz, los frijoles y las especias medidas con precisión en la olla de cocción lenta. Puse la tapa y la programé. No entendía cómo las especias y los ingredientes crudos se mezclarían para convertirse en algo comestible a la hora de la cena, pero decidí tener fe y seguir adelante.

Sentado en el sillón, un par de horas antes de que la comida estuviera lista, noté que salivaba. Olía como algo salido de un exótico restaurante de Medio Oriente. No creía que en mi propia cocina hubiera preparado algo que oliera tan fragante y delicioso. El aroma hizo que todo mi departamento se sintiera fresco y nuevo, igual que me sentí con esos extraños rayos de sol después de mi pequeño viaje a la luz. Llenaba mis sentidos.

No me moví durante las siguientes dos horas. Y Peety tampoco, excepto cuando se rascaba tan fuerte que me despertaba de la siesta. Me volvía loco. Conforme el sol de la tarde entró por la ventana noté que de tanto rascarse una enorme nube de polvo y pelo de perro volaba por el aire cada vez que lo hacía. Sabía que la Sociedad Protectora de Animales de Silicon Valley no me daría un perro sucio, eso significaba que la nube de polvo se formó sólo con su piel reseca.

—Qué horror —le dije—. Tendremos que hacer algo al respecto.

Peety me vio con esa mirada cansada de nuevo.

Me senté y traté de jugar con él. Abrí la bolsa de Petco y saqué una pelota.

—¿Quieres jugar? ¿Quieres una pelota?

La rodé por el piso y la siguió con los ojos, mirándola rebotar contra la pared y rodar debajo de la mesa de centro. No se movió un centímetro.

—No te gustan las pelotas, ¿eh?

Peety volvió a recargar su cabeza sobre las patas delanteras. Busqué de nuevo en la bolsa y saqué un hotdog de plástico que rechinaba. Lo presioné varias veces, llenando la habitación de sonido y luego se lo aventé. Rebotó cerca de su pata trasera y cayó al piso.

—¿Qué tal una cuerda? ¿Quieres jugar al estira y afloja?

Tomé la cuerda de juguete y la sacudí, me miró como si fuera el payaso más aburrido del mundo. Se la aventé por el piso y, otra vez, no se movió.

—Bueno, ¿qué tal un premio entonces? —le dije. Peety levantó las orejas con esto. Saqué un par de premios para perro de una caja, me levanté con un gemido y crucé la habitación. Los coloqué en la palma de mi mano, me arrodillé (cosa nada fácil) y los coloqué bajo su hocico. Los olfateó con cautela. Luego presionó su nariz contra la palma de mi mano y se los comió.

—Buen chico —dije, rascando detrás de sus orejas. Me miró y movió la cola—. ¿Eso quiere decir que tienes hambre? Porque yo sí.

Apoyé mi mano izquierda contra la pared y me levanté, lo que me obligó a recuperar el aliento de nuevo.

—Te diré lo que haremos. ¿Por qué no damos nuestra primera caminata? ¿Está bien? Bajaremos, sacaremos tu comida y tu cama del auto, podrás hacer tus necesidades y luego regresaremos a comer. ¿Te parece?

Tomé el contenedor de bolsas para recoger la popó y, en cuanto agarré la correa, Peety ya se había levantado y caminaba hacia mí. Enganché su collar a la correa, abrí la puerta y él salió al pasillo delante de mí.

—Bueno, está bien —dije—. Supongo que te seguiremos.

Capítulo 5

Hora de limpiar

En cuanto salimos del elevador y pisamos los escalones de concreto cerca del estacionamiento, Peety levantó la pata y orinó toda la pared.

—¡No, chico! ¡No! —dije, pero el daño ya estaba hecho. Fue como si alguien abriera un hidrante de bomberos en un día caluroso. No podía creer cómo empapó esa pared por completo en cuestión de segundos. Me dio mucho gusto que no hubiera vecinos cerca que vieran esta transgresión. Vivíamos en un edificio apto para mascotas, pero ningún edificio es así de comprensivo.

Luego, Peety volteó y vio a otro perro que caminaba con un hombre a lo lejos, al final de la cuadra.

—¡Guau! ¡Guau, guau! —ladró fuerte mientras tiraba de la correa de forma agresiva.

—¡No, Peety, no! —grité, jalándolo y tratando de forzarlo a caminar en la dirección opuesta. Me guio al árbol más cercano, se detuvo, orinó un poco, luego al siguiente árbol e hizo lo mismo. Lo tomé como una buena señal. Marcaba su territorio. Quizá necesitaba hacerlo para apropiarse de su nueva casa.

En definitiva, Peety me guio. Barrió el camino de lado a lado, caminando delante de mí, recorriendo la banqueta en busca de enemigos. Por suerte no caminaba demasiado rápido. En ese momento, después de un día pesado, me sentía como si apenas me arrastrara detrás de él. Casi se escuchaban mis pasos en la acera conforme balanceaba cada pierna hacia adelante: "Pum, pum, pum", como el gigante en el cuento de *Jack y las habichuelas mágicas*.

Nos cruzamos con unas personas en la banqueta mientras ambos avanzábamos a tumbos hasta la mitad de la cuadra. No volteé a ver a nadie ni les dije nada. Me acostumbré a ser invisible. Mi tamaño me convertía en alguien inaccesible de forma automática en casi cualquier lugar al que iba. Pero Peety miraba a todos. Parecía evaluarlos de manera rápida y los ignoraba o les gruñía. Daba un poco de miedo. Me pregunté si era capaz de ver algo en la gente que yo no podía. Casaundra me dijo que era "reactivo a la correa", pero no entendí lo que significaba, hasta ese momento. Le di tres vueltas a la correa en mi muñeca derecha y la sostenía con firmeza con las dos manos cada que alguna persona se acercaba a nosotros. No necesitaba que este perro mordiera a alguien y me demandaran.

Nadie trató de acariciarlo. Nadie se detuvo a decir: "Ay, qué perro tan lindo".

Para ser sinceros, me alegré de que no nos encontráramos con ningún niño. No sabía qué sucedería si algún niño ingenuo llegaba corriendo y trataba de abrazarlo o algo. Si fuera agresivo, Casaundra me lo habría dicho. Pero por la forma en que caminaba, dado el sobrepeso que tenía, tuve la certeza de que le dolían las articulaciones, igual que a mí. Quizá le dolía todo. Un animal con dolor que se siente amenazado puede morder. Eso me parecía lógico.

Por fin Peety hizo sus necesidades en un área de pasto junto a nuestro edificio. Lo levanté con una de las pequeñas bolsas que se guardan de forma muy práctica en un contenedor enganchado a la correa. (Me imagino que quien inventó eso ahora es millonario.) Fue la primera vez en mi vida que recogí popó con la mano y fue tan asqueroso como anticipé.

Su calor irradiaba a través de esa delgada capa de plástico y, aunque traté de ser cuidadoso, algunos pedazos de su desastre se quedaron en las hojas del pasto. Me sentí mal por eso, pero al menos vivíamos en California, donde, supongo, el sistema de rociadores lo quitaría todo después del atardecer.

Peety caminó directo al elevador cuando regresamos. Giró en la dirección correcta cuando salimos del elevador y me guio directamente a la puerta de mi departamento. En verdad aprendía rápido.

Por otro lado, a veces yo era lento.

—Ay, no. Olvidé tu comida —dije. Odiaba cuando me pasaban estas cosas. A veces sentía que mi mente estaba nublada. Nunca se lo dije a nadie, pero me preocupaba que fueran señales serias de envejecimiento prematuro. Eso me asustaba.

Decidí dejarlo y regresar al auto sin él. Caminó directo a su lugar en el otro extremo del departamento, donde pasó la mayor parte de esa tarde.

—Ahora regreso —dije, y salí arrastrándome por el camino de regreso al elevador y a mi auto para recoger la enorme bolsa de comida para perro y la cama grande y suave.

Cuando regresaba, dos hijos de mis vecinos corrieron por el pasillo y escuché a Peety ladrando como loco desde el otro lado de la puerta. Sonaba como si atacara la puerta y tratara de atravesarla. No podía creer el escándalo que hacía, como si fuera una manada completa de lobos metidos en un solo cuerpo. Pensé: *Al menos no tengo que preocuparme de que alguien robe mi departamento.*

Abrí la puerta y me golpeó el delicioso aroma de arroz y frijoles. Supuse que para ese momento ya estarían cocidos y no podía esperar a probarlos. Me lavé las manos, le puse a Peety un poco de comida para perro y lo miré entrar a la cocina con calma. Devoró todo en cuestión de segundos y luego me miró como diciendo: "Oye. ¡Llénalo!"

Me pareció mucha comida, leí la bolsa y me di cuenta de que le di más de la cantidad recomendada para un perro de su tamaño. Sabía que necesitaba perder peso, así que no rellené su tazón.

—Lo siento, chico. Toma un poco de agua. Tendrás que esperar hasta el desayuno —dije.

Por fin levanté la tapa de la olla de cocción lenta y no podía creer lo delicioso y tentador que se veía ese arroz con frijoles. Está bien, quizá era que me moría de hambre. No comí nada desde el desayuno. Aún pensaba que era una guarnición, no un plato fuerte, pero todas las especias que esparcí se mezclaron de forma mágica en el arroz. Los aromas que llenaron mi departamento estaban a la altura de ese maravilloso color café rojizo y la textura densa y pegajosa que se adhería a mi cuchara de madera al servirlo.

Puse el tenedor a la altura de mi nariz y saboreé el olor de cerca, una última vez, antes de ponerlo en mi boca. El sabor era tan increíble que, de hecho, cerré los ojos y mastiqué, extasiado, en cámara lenta.

—¡Wow, está muy bueno! —exclamé.

Ahora Peety estaba sentado y me miraba.

—Sí. Está bien. Tienes que probar esto —le dije, y puse una cucharada en su tazón. Él lo devoró.

—¿No es increíble?

No podía creer que llamara "increíble" a un platillo hecho nada más de arroz y frijoles. Sin mencionar que era un platillo preparado en mi propia cocina. ¡Pero lo era!

Mi olla de cocción lenta era el modelo más grande disponible y preparé suficiente para, quizá, tres o cuatro porciones... pero me serví otra vez, limpiando más de la mitad de la olla en una sentada y probando cada bocado con la misma alegría de la primera vez.

—¡Vaya, estuvo bueno! —dije—. ¿Tú qué opinas, Peety? ¿Crees que lo lograremos?

Por supuesto que Peety no contestó. Cuando mi plato quedó vacío y se dio cuenta de que no recibiría más comida, se dirigió a su lugar.

—Espera, espera. Un momento, chico —dije. Me levanté, tomé su nueva cama (que dejé junto a la puerta) y la coloqué justo ahí en el lugar que parecía gustarle más. Se subió, dio un par de vueltas sobre sí y se dejó caer con otro gran suspiro.

De nuevo lavé los trastes a mano, pensando que ese día no completé mi cuota de ejercicio. Pero mientras lo hacía, miré el reloj e hice algunos cálculos. Caminé dentro de dos tiendas diferentes esa mañana, durante unos cuarenta minutos en la de hogar y diez o quince en la de comida. ¡Ah!

Y luego la ida a Petco. Ésa fue otra media hora de pie. También caminé del estacionamiento a la Sociedad Protectora de Animales de Silicon Valley y de regreso. Luego paseé a Peety durante unos quince minutos y después caminé ida y vuelta a mi auto para sacar sus cosas. Así que ya había completado *mucho* más de dos periodos de veinte minutos de ejercicio y ahora estaba de pie tallando trastes.

—¡Olvídalo! —dije, y los eché al lavavajillas.

No había pasado un día desde que empezó esto y tener a Peety conmigo ya había hecho que me moviera mucho más de lo normal.

Esa noche terminé comiendo una manzana mientras veía la televisión. Sólo una manzana. Tomé un par de vasos grandes de agua porque tenía mucha más sed de lo usual. Creo que fue por las especias en el arroz con frijoles. No estoy seguro. Y cuando me fui a la cama, noté que, otra vez, no tenía hambre.

Mmmm, pensé.

A la mañana siguiente me levanté con antojo de ese arroz con frijoles. Nunca comí nada ni siquiera parecido a eso antes del mediodía y aun así eso se me antojaba.

Primero me puse algo de ropa y saqué a Peety, temiendo que tuviera muchas ganas de hacer sus necesidades después de estar adentro toda la noche. Al salir del elevador traté de apurarlo hacia el pasto, pero de nuevo, en cuanto pusimos un pie en los escalones de concreto, él se soltó como una manguera de bomberos.

—¡Peety! —grité, con un poco de exageración por uno de mis vecinos que entraba al edificio—. Lo siento —dije, sin hacer contacto visual—. Perro nuevo.

—Ah, ¿sí? —dijo el hombre—. No parece nuevo.

El tipo no tendría más de treinta años. Lo vi antes pero nunca hablamos.

—Sí, bueno, me lo dieron ayer en un refugio. No lo he entrenado todavía —dije.

—Ah, vaya. Hiciste algo muy bueno al adoptar a un perro adulto. ¡Qué buena onda! ¡Suerte!

Lo miré y el tipo sonreía.

—Gracias —dije.

Hablamos más de lo que hablé con cualquier vecino desde que me mudé. Era un edificio agradable en un vecindario que solía ser muy malo en el este de San José. En su mayoría era un área hispana, en el mismo código postal donde creció César Chávez. En definitiva, ahí yo era una minoría, y el edificio mismo sobresalía entre los más viejos y pequeños a su alrededor. Los desarrolladores fueron pioneros, por eso era uno de los pocos condominios bonitos y nuevos que podía pagar en toda esa región sobrevaluada.

Nunca antes salí a la banqueta. Siempre iba directo del elevador a mi auto y viceversa. Evitaba hablar con cualquiera a propósito, más por hábito que por miedo. Así que todo este intercambio fue extraño para mí. Y el hecho de que el hombre me sonriera en lugar de enojarse porque mi perro orinara nuestro lindo edificio fue asombroso.

Esa mañana caminé con Peety hasta el final de la cuadra y de regreso. Caminamos despacio mientras él olfateaba cada árbol y piedra a lo largo del camino. Hicimos nuestros treinta minutos completos antes de regresar a casa. Lo gracioso era que tenía tanto antojo de ese arroz con frijoles que no me detuve a colapsar en el sillón después de toda esa caminata. Le serví su comida a Peety, se la tragó toda y puse una porción grande de mi mezcla en el microondas.

Incluso recalentado, el arroz con frijoles estaba *buenísimo*. Me lo comí todo. Me sentí lleno.

No quise olvidarme de la otra parte de la ecuación (la mitad del plato lleno de frutas y verduras), así que comí una naranja y un plátano, luego me prometí cocer al vapor algo de brócoli esa noche (*al dente*) en mi nueva vaporera de bambú. También prometí leer otra vez "cómo cocer brócoli al vapor" en internet para asegurarme de no arruinarlo.

Ese día, entre llamadas y correos electrónicos a mis clientes, leí algunos blogs de comida y tomé algunos consejos de nutrición que sonaban bastante sencillos como para seguirlos: "Cómete el arcoíris". La idea era comer cosas de cada color durante el día. Nunca pensé en los colores de la comida, pero cuando recordé mi dieta usual, la mayoría de las cosas eran como beige o café. Hamburguesas, pollo, pasta. Los huevos al menos tenían un poco de amarillo y la salsa de espagueti era roja, pero no había mucho color en general. Sólo en esa mañana ya había comido anaranjado, rojo y guinda/morado en el platillo de arroz y planeaba el verde para la noche. Casi el único color que faltaba era azul. *Debo comprar algunas moras azules hoy*, pensé, y me propuse pasar a la tienda.

También hice una nota mental para preguntarle a la doctora Preeti sobre esta idea del arcoíris, aunque de alguna manera, estaba seguro de que la aprobaría.

Traté de que Peety jugara con una pelota u otro juguete. Pero no le llamaban la atención. Después de dos días con sus noches, no parecía interesarse en nada excepto orinar en el concreto, comer y dormir en su lugar. Pero en la tercera noche algo cambió. En cuanto apagué la luz escuché las pisadas de Peety cruzando el piso de la estancia. Caminó hacia mi habitación, se subió a la cama de un salto, dio un par de vueltas sobre sí y luego se acurrucó junto a mí.

—¡Ay! Hola, chico —dije. Dejó escapar un suspiro mientras yo sacudía toda la cama al voltearme para poner mi brazo alrededor de él. Lo acaricié con pasadas largas desde su cabeza hasta el final de su espalda. Podía sentir el calor de su cuerpo a través de las cobijas y ¿saben qué? Se sentía bien.

—¿Ya te estás acostumbrando a mí? —le pregunté.

Peety soltó algo como un suspiro quejoso, lo tomé como un "sí" y sonreí.

—Pues, qué bueno —dije.

Sentí cómo se durmió mientras lo acariciaba. Al poco rato también me dormí, con mi gran brazo rodeándolo.

A partir de esa noche, siempre durmió en mi cama.

Sólo había un problema al respecto: su descamación estaba fuera de control. Me despertaba varias veces cuando se rascaba. Todas mis preocupaciones antes de tener un perro sobre que mi departamento y mi ropa formal se cubrieran de pelo de perro se hicieron realidad, sólo que diez veces más. Nunca conocí a un perro que tirara tanto pelo en mi vida. Toda mi cama estaba cubierta de pelo de Peety. Siempre que daba un paso se dispersaba por el piso como esas plantas rodadoras del desierto en un día de viento. Se pegaba a mis dedos y a la planta de mis pies descalzos cuando salía de la regadera.

Tenía que hacer algo. Además de volverme loco, notaba que Peety no estaba cómodo en su propia piel. Sabía cómo se sentía. No sólo por mi peso, sino porque sufrí psoriasis crónica durante mucho tiempo, un problema miserable de enrojecimiento y escamas en la piel que brotaba y persistía de cuando en cuando en diferentes partes de mi cuerpo. Provocaba comezón y a veces un dolor que no desaparecía. Busqué tratamientos durante años y nada funcionó. Así que me dolía ver a Peety rascarse, ver su piel escamosa y su pelo volar por ahí.

Decidí hacer algo al respecto.

Lo primero fue contratar a una persona de limpieza.

Saber que alguien más pondría un pie en mi departamento me hizo entrar en acción. Pasé horas levantando y organizando el lugar sólo para no pasar vergüenzas. Parece ridículo que limpiara para impresionar a mi nueva señora de la limpieza, pero tenía que hacerlo. Compré una caja llena de grandes bolsas industriales de basura, las negras gruesas que no dejan ver su contenido. Las llené con todos los calcetines y calzones usados que apilé en el cuarto de visitas. Tuve que dar varias vueltas para llevar todas las bolsas al contenedor de basura. Acabé empapado en sudor y colapsé en el sillón cuando terminé. Pero quedó resuelto. Las montañas desaparecieron.

Celia, que prefería que la llamara Sally, vino por primera vez esa semana y pasó ocho horas convirtiendo mi departamento en un castillo de cristal. Nunca viví en un lugar tan limpio. Después de aspirar todo el pelo, centímetro a centímetro, quitó las manchas que no sabía que existían, la decoloración en el piso de la tina, las huellas grasosas en los apagadores de luz. Incluso limpió los zoclos e hizo brillar la barra de acero inoxidable de la cocina. A Peety también le caía bien. Parecía gustarle tener a una mujer en casa. La seguía de una habitación a otra mientras trabajaba. Una vez la escuché gritar y le pregunté desde la cocina si había ocurrido algo malo.

—No, no —dijo Sally riendo—. ¡Estaba en el piso y Peety se acercó y me lamió el pie!

Después de contratar a Sally, lo segundo fue llevar a Peety de nuevo a la Sociedad Protectora de Animales de Silicon Valley. En sus instalaciones había una tienda de productos para mascotas y pensé que si iba a gastar dinero en algunos remedios (y quizá de paso en algunos juguetes nuevos) prefería dárselo a ellos.

Por coincidencia, Casaundra estaba en la recepción cuando Peety y yo entramos y no pudo ocultar el temor en su cara.

—¡Hola, Eric! ¡Hola, Raider! —dijo con fingida alegría—. ¿Qué los trae por aquí?

Entendí cuál era su preocupación: temía que me hubiera rendido. Le asustaba que trajera a Peety para renunciar y entregarlo.

—¡Hola! No, no, ahora su nombre es Peety. Sólo vinimos a hacer algunas compras —dije.

La sonrisa que apareció en la cara de Casaundra fue gloriosa.

—¡Ah! ¡Qué bueno! Qué bueno. ¿Cómo va todo?

Ella y los demás que estaban tras el mostrador salieron a saludar y a acariciar a Peety… y parecía gustarle toda la atención.

—Estamos bastante bien. Excepto que su problema en la piel es espantoso. Se rasca todo el tiempo. Se descama de una manera increíble. No sé qué hacer —dije.

—Le preguntaré a nuestros veterinarios qué recomiendan. Qué bueno verte, Peety —dijo. Y se fue.

Peety y yo entramos a la tienda y de inmediato encontró a otro perro con su dueño. Le di tres vueltas a la correa alrededor de mi muñeca preparándome para que se volviera loco. Pero no lo hizo. No reaccionó para nada. Cuando el perro se acercó, ambos se olfatearon y siguieron su camino. Fue extraño.

Lo llevé a mirar algunos juguetes con la esperanza de que algo le gustara. Ignoró casi todo hasta que vio un juguete llamado Kong. Era una cosa parecida a una pelota roja de hule que tenía un hueco en el centro y una cuerda gruesa alrededor. Puso su nariz en esta cosa en el estante y la empujó.

—¿Te gusta ése?

El juguete costaba como trescientos cincuenta pesos. Pero era el primero por el que manifestaba algún interés, así que se lo compré.

—Tienes gustos caros, ¿eh? Yo era así —dije.

—Eric —me llamó Casaundra al entrar detrás de mí—. Recomiendan que agregues un poco de aceite a su comida. Tenemos un producto aquí —dijo, tomando una botella pequeña de aditivo para la comida—. El único problema es que ya tiene sobrepeso. Esto añade muchas calorías y grasa. Pero prueba y con suerte su problema mejorará. Puedes quitárselo poco a poco conforme pierde peso con el ejercicio. Están caminando, ¿verdad?

—Sí. Todos los días. Todavía caminamos el largo de mi cuadra y de regreso, como recomendaste. Pero podríamos alejarnos un poco más la siguiente semana.

—¡Bien! ¡Me alegra que les esté yendo bien!

—Sí, en verdad todo va de maravilla. Mantuvo su distancia durante los primeros días, pero luego en la tercera noche se subió a mi cama y ha dormido conmigo desde entonces.

—¿Ves? ¡Te dije! Sólo dale tiempo. Es un buen chico, ¿verdad, Peety?

Peety la miró y empezó a jadear un poco, con su lengua de fuera, toda rosa y tierna. Ella lo acarició en la cabeza.

—Debo irme. Viene alguien a entregar a su mascota. Llámame si tienes cualquier pregunta o lo que sea, con confianza —dijo.

—Lo haré. Gracias de nuevo —respondí.

Pagamos nuestras cosas y, en cuanto pusimos un pie afuera en el concreto, vimos otra pareja caminando con un pit bull. ¡Peety se volvió loco! Yo bajé la guardia en la tienda, solté la correa de mi muñeca y casi la pierdo.

—¡Oye! ¡No! ¡No! —grité—. ¡Sentado! —tiré de la correa mientras él jalaba tan fuerte que levantó sus patas delanteras del piso. La pareja con el pit bull se apresuró a entrar y Peety se calmó en cuanto los perdió de vista.

—¡Peety, sentado! —dije. Y se sentó—. No puedes hacer eso. ¿Por qué estabas tan tranquilo con el perro de la tienda y tan enojado con este otro? ¿Eh? No, chico. Simplemente... no.

Añadí un poco del aceite a su comida esa noche, pero me preocupaba la idea de que ganara más peso. Ya pesaba treinta y cinco kilos. Debería estar en veintitrés.

¿Y mi peso? Pronto me enteraría que el cambio a la dieta basada en plantas me hacía mucho bien.

Capítulo 6

Vegetarianos

En mi segunda consulta con la doctora Preeti pesé dos kilos menos que la semana anterior.

—De hecho me sorprende que no sea más —dije—, porque me siento diferente, más ligero.

—Sí, bueno, no se trata de números —dijo—. ¿Ya eliminó por completo la carne y los productos de origen animal?

—Casi —respondí—. Desobedecí algunas noches y comí las latas de atún que usted me dejó. Me comí cuatro, así que sólo me quedan dos. Pero no les puse mayonesa ni nada, sólo sal, pimienta y las mezclé con ensalada. ¿Sabía que hay mezclas de ensaladas lavadas y listas para comer? ¿Con todo tipo de verduras de hoja verde?

—Sí, son caras. Prefiero comprar las lechugas enteras y preparar la ensalada, pero eso está muy, muy bien. ¿Qué más comió?

—Bueno, nada de pizza. Sólo un poco de comida para llevar cuando fui a visitar clientes. Algunas papas a la francesa. Creo que son verduras y usted dijo que no me preocupara por contar calorías, así que imaginé que estaba bien.

—¿Nada de pollo o hamburguesas?

—¡No! Nada.

—Fantástico.

—Y seguí su receta de arroz y frijoles en la olla de cocción lenta y estuvo deliciosa. La comí prácticamente todas las noches. Incluso en el desayuno algunas veces.

—¡Wow! Eric, eso es genial. Muchos pacientes no siguen mi consejo y se preguntan por qué no funciona, ¿sabe? Me alegra que siguiera la dieta y que hiciera su mejor esfuerzo. ¿Qué más? ¿Qué más comió en el desayuno?

—Avena, café y pan tostado sólo con mermelada, sin mantequilla.

—Ah —dijo— ¿Cómo se sintió los días que comió pan?

—¿Qué quiere decir?

—¿Cómo se sintió después de comer pan en comparación con los días sin pan?

—Mmmm... Bueno, no he pensado en cómo me sentí después de algún alimento en particular. En general me siento cansado después de comer. ¿A qué se refiere?

—¿Tuvo algún problema al cambiar a esta dieta? ¿Dolores de cabeza, de estómago o intestinales?

—Sí —respondí—. Algunos dolores de cabeza muy fuertes. Algunos problemas de estómago e intestinos. Supongo que se debe a que estoy consumiendo mucha más fibra de las frutas y verduras.

—Bueno, la fibra lo va a hacer más regular, pero no es común que cause dolores de estómago o molestia intestinal. Leyó sobre eso, quiero suponer.

—Sí. Investigué mucho. También sobre técnicas para cocinar, para entender.

—Bueno, se lo pregunto por esto: su análisis de sangre llegó y, entre otros problemas, los resultados muestran cierta sensibilidad al gluten.

—¿Sensibilidad al gluten?

—Sí, por eso me preguntaba cómo se sintió después de comer pan tostado en el desayuno y papas a la francesa.

—El gluten está en el trigo, ¿verdad? Es con lo que hacen el pan, pastas y...

—Sí.

—Leí sobre eso. Parece que hay todo un alboroto alrededor.

—Sí, hay una gran controversia en la comunidad médica sobre el gluten y las diferentes formas en que afecta a la gente.

Le pregunté si podía ver el calendario que colgaba en su pared y recordé mi desayuno después del primer desastroso intento de cocinar arroz y frijoles: seis rebanadas de pan. Ese día acabé gritando por el dolor de cabeza.

—Sí, puede que tenga razón —dije.

—Así que, además de la carne y los productos de origen animal, la próxima semana quisiera que intente no consumir gluten. De cualquier forma, creo que le recomendé no comer pan. Estaba en la lista de alimentos que debía evitar, ¿no?

—Sí. Pero como no era carne, no estaba seguro de por qué, así que lo comí.

—El pan es un alimento procesado con mucha carga calórica. No es un producto vegetariano por completo, la mayoría de los panes en el mercado tiene muchos ingredientes. Es muy probable que el pan comercial contenga huevos, además de azúcar, mantequilla o margarina y aceite.

—Oh. Nunca se me ocurrió —respondí.

—Puede ser engañoso. Y el gluten, sea o no un problema para usted, se usa en muchos alimentos, incluso en los que menos se esperaría. En especial en los procesados y preempacados. Se encuentra en algunas tortillas de maíz y hasta en papas a la francesa —me dijo.

—Las papas a la francesa son tubérculos —afirmé.

—No siempre. Las papas a la francesa que se sirven en muchos restaurantes (en especial los de comida rápida) muchas veces están hechas de pasta, una masa de papas viejas, gluten y otros aditivos y saborizantes, que se cortan en la forma adecuada. De hecho, algunas de ellas ni siquiera son vegetarianas.

—¿Qué?

—A algunas se les da sabor con caldo de carne.

—Es una broma, ¿no? ¿Qué pasa si alguien es alérgico a alguna de esas cosas? ¿Cómo se supone que lo sabrán?

—Debe preguntar si no está seguro. Otro ejemplo: en muchos restaurantes usan caldo de pollo para preparar el arroz. La única forma de saberlo es pidiendo la lista de ingredientes o decirle a quien sirva que se asegure de que todos sus alimentos son lo que piensa que son y no contienen algún otro ingrediente no deseado.

—¡Ohh! —exclamé—. Está bien. Así que no más pan. También vigilaré el gluten para ver si hay alguna diferencia.

—No se estrese por eso. Sólo inténtelo, vea cómo le va. Si se siente mejor, continúe y siga adelante, cómase esas últimas latas de atún si quiere y después de eso verifique si puede ser 100% vegetariano. Creo que hará una gran diferencia.

—Ya lo hizo. Quiero decir, de verdad me siento mucho más ligero. Es difícil de explicar. En especial porque no he perdido mucho peso —dije.

—Hablaremos más sobre eso y de otras cosas cuando se acostumbre. Disminuya el consumo de azúcar y grasas. Todas las cosas que puedan causarle estrés a su cuerpo.

—Grasas, ¿eh? —pensé en Peety—. Yo no como mucha azúcar.

—Se sorprendería. Hay azúcar en muchas cosas que no tenemos ni idea.

—¿Como el gluten y el caldo de pollo?

—Sí.

—Eso es etiquetado engañoso, ¿no? Es decir, los productores deberían indicar de forma clara en sus etiquetas lo que contienen sus alimentos. Deberían decirnos qué entra a nuestros cuerpos.

—Sí, si lo hicieran, sería mucho más fácil.

—Para ser franco, me preocupa un poco estar eliminando demasiados alimentos ahora. ¿Qué voy a comer? Me gustaron el arroz y los frijoles, pero ya estoy un poco harto de ellos. Necesito más variedad.

—¿Ya probó las otras recetas que le di?

—La verdad, no. Ni siquiera sé lo que es la quin-o, quin...

—Quinoa —dijo. Nunca supe cómo se pronunciaba hasta ese momento.

—Sí. Y tofu. Probé el tofu una vez, hace muchos años, era viscoso y sabía mal. Casi no me lo pude comer. Y muchas de esas cosas...

—Bueno, inténtelo. Hay muchos libros de recetas veganas por ahí. Y no piense en las cosas a las que va a renunciar, sino las que va a ganar, como salud. Existen más de veinte mil plantas comestibles en la Tierra. La lista de cosas que puede comer es mucho más grande que la de cosas que no.

—¿Veinte mil? Qué locura. Puedo contar la variedad de verduras que he comido durante toda mi vida con las dos manos. De hecho había olvidado que me gusta el maíz. Estoy comiendo toneladas de maíz ahora. Olvidé mencionarlo. Zanahorias, también comí zanahorias. Saben muy bien horneadas, pero no demasiado suaves.

—¡Bien! Sí. El tofu puede ser muy bueno. Todo depende de cómo se prepare. Hay tanto que experimentar, sólo intente probar nuevas cosas. Se sorprenderá. Vaya a los mercados asiáticos y mexicanos. Hay un mundo entero de comida que apenas se abre para usted.

—Oh, sí. Nunca lo pensé de esa forma. Es como una nueva aventura, supongo.

—Así es. Pero también, hábleme sobre el ejercicio —dijo—. ¿Intentó caminar o hacer algo?

—¡Ay, Dios! ¡Olvidé decirle! ¡Sí! Me conseguí un perro.

—¿Qué? —preguntó. Se veía realmente complacida—. ¿De verdad?

—Fui a la Sociedad Protectora de Animales de Silicon Valley, tal como me dijo, y me encontraron un perro de edad media y sobrepeso para que podamos ponernos saludables juntos.

—¡Dios mío! Eric, eso es fantástico. ¿Cómo se llama?

—Peety.

—Peety. Así que, ¿lo está sacando a pasear al menos dos veces al día?

—Sí. Sólo caminamos hasta la esquina y volvemos. Muy lento hasta ahora. Las personas de la Sociedad Protectora de Animales de Silicon Valley me dijeron que fuera despacio. Por ahora todo va muy bien.

—Bueno, tengo que decirle que es un excelente paciente. Empezó con el pie derecho. Pero hay algunas cosas que quiero comentarle. Su sangre presentó algunas de las cosas que esperábamos. Diabetes. Su colesterol es muy alto. Las funciones de su hígado son deficientes. Hay indicios de que su digestión es mala, significa que no está absorbiendo los nutrientes que necesita aunque coma bien. Y sus niveles de testosterona son muy bajos...

—¿De verdad? —pregunté—. ¿Qué tan bajos? ¿Qué quiere decir?

—Hay algunas medidas que observamos, pero su nivel general está bajo las trescientas unidades. A su edad tendría que ser del doble. De acuerdo con el expediente, usted tiene los niveles de testosterona de un hombre de ochenta años —dijo.

Estaba devastado.

—Eso... bueno... Eso explica muchas cosas —dije—. ¿Qué pudo causarlo?

—La dieta. El ejercicio. Como todo lo demás. Sus órganos y sus glándulas no funcionan de forma correcta. Están trabajando mucho más duro de lo normal para mantenerlo vivo. Así que le recetaré algunos suplementos para despertar su sistema y ayudar a su cuerpo a funcionar mejor. La meta será eliminarlos cuando sus hormonas estén bien balanceadas y su cuerpo empiece a sanar, lo que llevará unos meses, tal vez no más de un año. Ya que esté saludable, no necesitará tomar más suplementos.

En ese punto estaba listo para seguir al pie de la letra cualquier consejo que la doctora Preeti me diera. Leí sobre la mercadotecnia salvaje de las vitaminas y suplementos. Es por mucho una industria poco regulada. Pero confié en que ella elegiría los mejores para mí. También me gustó la idea de que hablara de eliminarlos desde el momento en que los recetó. No era su intención venderme productos o hacerme adicto a alguna pastilla. La idea era que mi cuerpo funcionara por sí solo, no enmascarar mis síntomas con fármacos de los que dependería por el resto de mi vida.

Siempre fui un poco rebelde. La idea de darle ganancias "al jefe" nunca fue conmigo. El poder y la riqueza de la industria farmacéutica en Estados Unidos me molestaba mucho, sobre todo cuando gran parte de mi cheque empezó a irse para ellos mientras mi salud parecía ir de mal en peor con cada nueva receta.

La forma en que vi las cosas después de escuchar a la doctora Preeti me hizo creer que cada doctor que visité antes ignoró el hecho de que había una batalla desarrollándose en mi cuerpo. No estaba seguro de cómo o por qué había empezado y los meses que siguieron reflexioné mucho al respecto. Pero el hecho era que mi cuerpo estaba en guerra con los alimentos que comía y los medicamentos que tomaba. Parecía que mis doctores anteriores sólo me prescribieron medicinas para camuflar y aminorar mis síntomas, para ocultar el conflicto.

La doctora Preeti quería ayudarme a acabar con la guerra de verdad.

Esa noche fui a casa y guardé dos hogazas de pan en una bolsa de papel. A la mañana siguiente la dejé en una despensa comunitaria. No quería tentaciones en mi cocina. Busqué en los estantes y saqué unas galletas viejas que ni sabía que tenía (y en definitiva no estaban libres de gluten). Tiré una bolsa abierta de papas fritas, aunque eran veganas, porque estaban llenas de grasa. Guardé una página de internet que enlistaba los restaurantes veganos por todo el país, para futuras referencias.

Esa noche por fin abrí las últimas dos latas de atún. Decidí prepararlas en ensalada otra vez. Eran aburridas. Comer lechuga no era divertido, sabroso ni delicioso. Pero estaba decidido a hacerlo, así que lo soporté. Esa noche, además de no mezclar el atún con mayonesa, decidí que tampoco bañaría la ensalada con mi aderezo italiano favorito. El comentario de la doctora Preeti sobre las grasas me hizo querer dejar de consumirlas. Tal vez era exagerado, pero supuse que *necesitaba* exagerar. Así que cubrí la ensalada con unas gotas de vinagre balsámico, sal, pimienta y nada más. Procuré que algunos jitomates, pimientos y ramitas de brócoli permanecieran con su propio sabor. Después puse una lata de atún encima. No quise la segunda. Me pareció mucho. Abrí la lata y se la di a Peety. Eso me puso a pensar.

Si me sentía mejor, más ligero y perdí un poco de peso siendo vegano una semana, me preguntaba si la salud de Peety mejoraría convirtiéndose en vegano también.

Busqué en línea alimentos veganos para perro. Resultó que muchas personas en el mundo se inclinaban por esa dieta para sus perros. Muchos decían que produjo "milagros" para los problemas de sus mascotas, entre ellos condiciones de articulaciones y piel. Descubrí muchos vegetarianos que declaraban que era seguro, aunque otros dijeran que era "antinatural" o "malo" para los animales que comen carne por naturaleza. (También vi algunas críticas similares hacia las personas que optan por una dieta vegana.) Pero encontré más evidencia a favor que en contra. Así que seguí buscando recetas para alimentos hechos en casa y toda clase de "comida de humanos" saludable para perros (también lo que un perro nunca debe comer, como cebolla, uvas y claro, chocolate).

Al siguiente día salí a comprar alimento vegano para perros. Le encantó. Lo devoró como si fuera un bistec de carne.

Sally limpió el departamento unos días después. Sólo pasó una semana y aun así dijo que nunca vio tanto pelo de perro en todos sus años limpiando casas. Le ofrecí disculpas. (Es muy vergonzoso disculparse con la persona que limpia tu casa por el desastre que causa tu perro.)

Tres días después me levanté en la mañana y descubrí que había dormido toda la noche. El sonido de Peety rascándose no me despertó. Ni una vez. Trabajé desde casa todo el día. Lo vigilé y me di cuenta de que no se rascó.

Me pregunté: *¿El alimento vegano aliviaría sus síntomas tan rápido?*

Sólo unos seis días después de eliminar los productos de origen animal de mi dieta desperté sintiéndome una persona nueva. Me estiré y salí de la cama sin problemas. Cuando di un paso fuera de la regadera me di cuenta de que había la mitad de pelo pegada a mis pies (bueno, excepto los gloriosos días cuando Sally limpiaba). Sólo lo noté porque pude sentir mis pies. Mis tobillos no estaban hinchados. Levanté las piernas y vi que mis rodillas tampoco lo estaban. Cuando llevé a Peety a caminar fue mucho menos doloroso. Aún tenía ciento treinta y seis kilos de sobrepeso, todavía deslizaba mis piernas en lugar de doblar las rodillas al caminar. Aún seguía escuchando el "pum, pum, pum" cuando caminaba. Pero no dolía.

Después de una semana con la nueva dieta Peety se veía más delgado. Parecía saltar cuando caminaba. Llegamos al final de la calle y, en lugar de volver, decidimos continuar. Giramos en la esquina y me llevó a darle la vuelta a la cuadra. ¡Una cuadra entera! Peety estuvo alerta todo el tiempo. Todavía les ladraba como loco a los perros que se cruzaban por su camino, pero cuando pasábamos junto a otras personas parecía estar menos enojado con el mundo.

Era como un milagro. *¿De verdad sería la comida?*

Cuando caminamos al lado de una mujer mayor que estaba sentada al pie de las escaleras de su casa, en una calle que nunca había pisado a pesar de estar muy cerca de mi casa, la anciana levantó la voz:

—Oh, qué perro tan bonito.

—Gracias —contesté.

—¿Cuántos años tiene?

—Unos siete —respondí mientras Peety se movía hacia ella.

—No, chico, ven —dije.

—Está bien. ¿Puedo acariciarlo? —preguntó.

Peety se veía amigable y tranquilo, como con los empleados de la Sociedad Protectora de Animales de Silicon Valley la última vez que estuvimos ahí. Así que dije:

—Claro.

Se acercó a ella y la dejó rascar detrás de las orejas. Cerró los ojos, parecía que lo disfrutaba de verdad.

—Mi padre tenía un perro como éste que pastoreaba a las ovejas en nuestra granja. A veces también pastoreaba a la gente —dijo—. Caminaba entre ellos y les daba un empujoncito hasta llevarlos al granero.

—¿De verdad? Qué locura —dije.

—¿Vive por aquí? —preguntó.

—Sí. A la vuelta.

—Oh, nunca lo vi antes —dijo.

—No, apenas empezamos a caminar juntos, para ponernos en forma —dije.

Me sorprendió tener una conversación con una extraña sin ningún objetivo o razón. Los extraños no suelen empezar conversaciones con un hombre gordo y solitario. Así no funciona el mundo.

—Bien por usted. Así que te veré otra vez —le dijo a Peety—. ¿Cómo se llama?

—Peety.

—Peety. Mucho gusto, Peety.

—Gracias —le dije. Ni siquiera sabía qué le estaba agradeciendo. La palabra sólo llegó a mi boca—. Vamos, hijo.

Cuando llegamos a casa me faltaba el aliento. Salvo por la breve conversación, no paramos en todo el tiempo que estuvimos fuera. Podía sentir mi corazón golpeando el pecho. Estaba sudado. Pero aun así, después de todo, *no dolió*.

Peety caminó directo a su plato. Yo entré a la cocina y bebí dos vasos grandes de agua. Calenté un poco de arroz y frijoles para el desayuno. Comí algunas frutas, entre ellas un kiwi en rebanadas, el cual probé por primera vez en mi vida. ¡Estaba bueno!

Cuando me senté a comer el plato con todos los colores del arcoíris (que la doctora Preeti apoya, por cierto), me di cuenta de que Peety y yo nos sentíamos muy diferentes de la semana anterior.

No sólo distintos. Mejor de forma radical.

—¿Te sientes tan bien como yo? —le pregunté. Peety me vio e inclinó la cabeza hacia un lado. Sus ojos tenían cierto brillo. Después de sólo una semana se veía mucho mejor. Estaba sorprendido. Nunca esperé que el cambio de dieta en un perro transformara tanto.

Todavía me preguntaba cuánto de ese cambio de dieta tendría éxito en mí. Si continuaba perdiendo peso al ritmo de la primera semana, significaba que sólo perdería cinco kilos después de todo ese trabajo. No estaba seguro del número porque no tenía una báscula en casa. Las básculas domésticas sólo llegan a los ciento cincuenta kilos y, ¿quién querría ver ese número todos los días? ¿Para qué? ¿Para recordarte lo terrible que es tu vida?

Dos kilos y medio por semana me parecían un progreso lento después de hacer un cambio tan grande. Pero después, al ver que Peety se veía y sentía mucho mejor, me sentí motivado. Recordé que un año en la vida de un perro equivale a siete años humanos. ¿Significaría que los efectos de la dieta vegetariana se manifestaban siete veces más rápido en él que en mí?

¿Cómo me sentiré en otras siete semanas?, me pregunté.

No encontré ninguna razón para no intentarlo. Se trataba de trabajar.

Así que esa mañana me juré que estábamos entregados por completo. Nada de carne para Peety ni para mí. Nada de engaños. Nuestros viejos hábitos se quedarían en el pasado. Así como la comezón de Peety y su piel escamosa.

Estaba ansioso por volver con la doctora Preeti y aprender más. Si eliminar las grasas y el azúcar me haría sentir mejor, quería saber cómo.

Capítulo 7

Peety me guía

Días después, en la caminata matutina, el collar de Peety se cayó. Perdió tanto peso que se deslizó por su cuello y cabeza. Tuve que ajustarlo dos marcas menos para que se mantuviera en su lugar.

Después de bañarme descubrí que los pantalones también se me caían. Ajusté mi cinturón lo más que pude, pero me di cuenta de que con una panza tan grande como la mía, si el cinturón se deslizaba, entonces mis pantalones irían en picada hasta el piso. Eso no se vería bien en medio de una tienda de electrodomésticos.

Tenía que ir a comprar ropa, algo que odiaba más que ir al supermercado.

Hubo un tiempo en el que sí me gustaba. Sobre todo en los años ochenta, cuando vivía en San Francisco. En esa época descubrí Nordstrom, una tienda que ofrecía ropa de alta calidad y una experiencia de comprar diferente a todo lo que conocía. En la mayoría de las tiendas los vendedores tenían sueldos bajos, pésima actitud y no les importaba ayudar a los clientes. Pero en Nordstrom siempre había un vendedor atlético y listo para ayudarte a encontrar la ropa que se ajustara a tus necesidades, tu cuerpo y que en verdad te hiciera ver bien. Estaban entrenados y sabían lo que hacían. Conocían el inventario. Te hablaban y preguntaban para saber qué estabas buscando y cómo podían ayudarte. Incluso Nordstrom me dio mi primera tarjeta de crédito. Siempre salía de la tienda sintiéndome como de la realeza o estrella de cine. De verdad. Me encantaba.

Pero un día, poco después de mi cumpleaños cuarenta, cuando me acercaba a los ciento veinticinco kilos, fui a Nordstrom por nuevos pantalones. Subí tanto de peso ese año que mis pantalones me apretaban como si hubiera cien kilos de papas guardados en un costal de ochenta.

Caminé hacia la sección de caballeros y me acerqué al vendedor con pinta de modelo. Le pregunté si podía ayudarme.

El hombre me vio raro. Después rodeó mi estómago con una cinta para medir y dijo:

—Lo siento, tendrá que ir a una tienda de tallas extra. No tenemos nada que mida ciento seis centímetros de cintura.

No podía creerlo. Me dejó, se dio la vuelta y empezó a hablar con alguien más.

Me sentí humillado.

Supongo que otras personas considerarían eso como tocar fondo. Desearía haberlo hecho. Pero al contrario, fue el principio de mi transformación en un hombre con forma de manzana y piernas de palillo. Me tomó otros diez años, cincuenta kilos y veinticinco centímetros más de cintura tocar fondo y causar el retraso de un vuelo lleno de personas.

Mi tienda favorita me abandonó, así que fui a Men's Wearhouse, que ofrece una experiencia muy diferente. Descubrí muy rápido que la ropa de alta calidad no existe para hombres obesos. Hubo una mejoría desde hace tiempo, pero la mayoría de la ropa disponible para hombres que pesan más de ciento cincuenta kilos se parece a un muumuu: de baja calidad, muy vistosa y con estampados hawaianos.

La mayoría de los diseñadores hacen ropa que se vea bien en la gente, pero no quieren que las personas que *no* se ven bien usen su marca en público.

Por eso evité hacer compras durante años.

¿Y ahora? No tenía opción. No podía dejar que mis pantalones se cayeran. Caminé a Ross y Marshalls, esperando gastar poco dinero y salir tan rápido como pudiera. De poder, habría ordenado en línea, pero ya no sabía qué talla era. Variaba entre 2XL y 4XL (dependiendo de la marca), así que después de perder unos centímetros, en definitiva debía probarme todo.

Agacharme para vestirme y desvestirme dentro de un probador diminuto me hacía sentir incómodo y miserable. No fue un paseo divertido para la versión un poco más pequeña de mí. Tampoco fue un triunfo o una victoria. Era horrible. Odiaba estar rodeado por espejos. Quería taparlos. Ver en lo que me convertí bajo el brillo de las luces fosforescentes me asqueaba. Me enojé más que nunca por permitirme ser tan gordo.

Compré tres pares nuevos de pantalones, algunas playeras y gasté casi tres mil seiscientos pesos. Se sintió como un robo. La ropa parecía barata. Las telas no eran ventiladas, sabía que sudaría cada vez que me las pusiera. Pero no tenía opción.

Después de atenderme, la chica delgada detrás de la caja me dijo:

—Que tenga un buen día.

Quise decirle que se fuera a comer una pizza.

En la noche, sentado en el sillón, pensé que tal vez debía rendirme. Quizá no valía la pena. Tal vez era una causa perdida.

Entonces Peety saltó a mi regazo. De la nada, sin ninguna razón, saltó hacia el sillón y aterrizó sobre mí. Empezó a lamerme la cara, me hizo reír y lo acaricié.

—¿Qué haces?

Se recargó contra mi panza, se acostó en mis muslos como si fuera un cachorrito acurrucándose en una cobija.

Y me vio como si fuera el mejor hombre del mundo.

—Oh, Peety —le dije—. ¿Estás seguro de que no estás decepcionado de mí?

Siguió viéndome con esos ojos oscuros. Alguna vez escuché a gente decir que los perros sonreían y pensé que estaba loca. Pensé que se estaba proyectando. Pero de pronto, Peety sonrió. Mostró ligeramente los dientes y levantó los extremos de su hocico. ¡Mi chico estaba sonriendo! Era increíble. Dejé de sentirme mal y pensé en la felicidad de Peety.

Dejé de acariciarlo por un segundo para ver su hermosa cara y de inmediato empujó mi mano, pidiéndome que lo hiciera de nuevo.

—Está bien —dije—. ¿Así está mejor?

Mientras continuaba acariciándolo él entrecerraba los ojos y seguía sonriendo, era claro que disfrutaba mi mano yendo y viniendo detrás de su cuello.

—Lo siento, hijo —dije—. No quiero desanimarme. Lo intentaré con más ganas, ¿está bien? Te lo prometo, no voy a decepcionarte.

Seis semanas después Peety se veía como un perro nuevo y joven. Un mes y medio con su nueva dieta vegana, sin otros cambios, Peety estaba cerca del peso ideal para un perro de su tamaño y complexión. Ya no estaba aletargado. De hecho diría que estaba cargado de energía. No tenía más problemas en la piel. Aún tiraba pelo, pero ya no se acumulaba por todo el departamento. Lo mejor de todo, sus ojos tenían un brillo que nunca antes vi.

Cuando pronunciaba las palabras "¿quieres ir a pasear?" Peety ya no se quedaba en la puerta. Saltaba, corría, hacía círculos hasta que le ponía la correa. Me jalaba del pasillo al elevador y me sacaba en la planta baja. Siempre.

Por fin logré entrenarlo para que orinara en el pasto. Le enseñé con algunas técnicas de refuerzo positivo, que consistían en darle premios por su buen comportamiento. Pero la razón principal de este acontecimiento fue que yo podía moverme mejor. Después de una dieta basada en plantas, cada vez que salíamos del elevador yo podía trotar un poco. Así que empezaba a correr tan pronto se abrían las puertas, mientras pasábamos por la entrada de concreto hasta el pasto sin deslizar las piernas.

Cuando nos acostumbramos ya no tuve que premiarlo, empezó a asociar el pasto con hacer sus necesidades y dejó de orinar en el cemento.

La Sociedad Protectora de Animales de Silicon Valley me recomendó unas clases de obediencia cuando lo adopté. Lo llevé, pero no funcionaron. Los demás perros lo provocaban. No dejaba de ladrar y jalar su correa. No nos gustaba el sonido de los aparatos que usaban como método de entrenamiento. Estoy seguro de que sirve para otros perros, pero lo estresaban y eso me estresaba. Así que me rendí después de dos clases. Desde mi perspectiva, Peety sufrió mucho durante su vida. No necesitaba sumarle más. Así que decidí dejar que Peety fuera Peety. Además, mejoraba solo. Se hizo más amigable con cada kilo perdido. Cuando paseábamos, aún estaba reacio a la correa, pero al menos ya no levantaba las patas todo el tiempo. Todavía patrullaba la banqueta, como cuidando su reino mientras resguardaba la cuadra, pero su comportamiento se volvió mucho más tranquilo. Parecía que esperaba ver a la mujer de las escaleras y más gente se detenía para acariciarlo todos los días. Nunca olvidaré la primera vez que una mujer atractiva, de unos treinta y algo, nos detuvo en la esquina.

—Qué perro tan bonito —dijo.

—Gracias —respondí. Y ella me sonrió.

Era increíble lo seguido que las personas platicaban conmigo mientras acariciaban a mi perro.

Me preguntaban: "¿Cuántos años tiene?", o "¿Qué tipo de perro es?" Y eso siempre llevaba a que me compartieran un poco de la historia de su perro cuando eran niños; a veces nos guiaba a una plática sobre el clima o algo que estuviera pasando en las noticias.

La pérdida de peso de Peety y el cambio en su comportamiento casi me hicieron menos invisible como por acto de magia.

En nuestro primer paseo le dije a Peety que me guiara y lo hizo. Cuando se empezó a sentir mejor me llevó no sólo alrededor de la cuadra más de una vez. En una ocasión dio vuelta a la izquierda en lugar de a la derecha y caminamos alrededor de la siguiente cuadra y de regreso, cruzamos nuestro edificio y dimos otra vuelta en forma de un ocho gigante. Siguió la misma ruta esa noche y la mañana siguiente. Al otro día me guio hasta el final de la segunda cuadra y quería seguir adelante, así que lo seguí. Caminamos casi cuatro manzanas y marcó su territorio en varios árboles, cercas y postes. Era como si trazara un mapa del vecindario y cada cierto tiempo reclamara nuevo territorio.

Con el tiempo, Peety seguía jalando la correa más y más fuerte, ansioso por continuar; hubo ocasiones en las que no pude seguir. Perdí dos kilos y medio cada semana desde que empecé la dieta sin carne y hacía caminatas. Estaba a punto de romper la barrera de los ciento treinta y seis kilos que no había superado en años. Expandí mis gustos y habilidades para cocinar. Hasta me enfrenté con el tofu, que siempre juzgué de forma equivocada como un bloque viscoso y sin sabor que ni siquiera el ejército serviría. Me di cuenta, a base de prueba y error, que era un alimento con una increíble versatilidad y valor nutricional. Logré saltear cubos de tofu e incorporarlos con un guisado que disfrutaba de verdad. Reuní más especias de las que sabía que existían y en poco tiempo aprendí a usarlas. Al evitar el pan y los alimentos procesados el tormento del dolor de cabeza, abdominal y la incomodidad desaparecieron.

Me sentía bien. No sólo mejor, sino muy bien.

Leí más sobre perros pastores y me pareció evidente que no le daba demasiado espacio para deambular. Ahora que se sentía mejor, era claro que moría por correr. Era su naturaleza. Estos perros son criados para cubrir kilómetros de campo, ir y venir corriendo, pastoreando ovejas, cabras o vacas por horas, todos los días de sus vidas. Incluso si Peety no tenía todo eso en él, imaginé que tenía más de lo que yo le dejaba expresar con la correa y sobre banquetas de concreto.

Él y yo compartíamos un hogar. Dormíamos en la misma cama. Pasábamos todas las mañanas juntos, así como todo el día cuando trabajaba desde casa, que era muy seguido. Estaba seguro de que nos estábamos involucrando, aunque apenas me daba cuenta de lo que esa palabra significaba.

Ver esta transformación después de seis semanas me inspiró a hacer más por él. Cuando veía sus ojos sabía que quería que Peety tuviera la mejor vida que pudiera. Quería que disfrutara, ayudarlo a compensar esa horrible vida de abandono, mala comida, dolor y sufrimiento a la que se enfrentó por tanto tiempo.

Así que empecé a llevarlo a lugares conmigo. Por fin supo cómo subirse al asiento trasero y se recostaba la mayor parte del tiempo. Se veía contento. Todavía era invierno, así que no hacía mucho calor en San José. Eso significaba que podía dejarlo en el auto, a la sombra, con las ventanillas abiertas por periodos cortos de tiempo, mientras iba a una tienda o cuando paraba a saludar a clientes, siempre y cuando no tardara mucho.

Un día decidí llevarlo conmigo a Petco y fue de lo más raro. Justo como lo hizo en la Sociedad Protectora de Animales de Silicon Valley, Peety no ladró ni molestó a ninguno de los perros con los que se encontró mientras caminamos por los pasillos. Afuera, en el estacionamiento, le ladró con rabia a cada perro que vio. Pero dentro de la tienda caminó junto a ellos, los olió y los vio como si se quitara el sombrero para saludarlos de forma amigable. Me recordó la caricatura del *Correcaminos*, en la que el perro pastor y el coyote estaban uno encima de otro durante el día, pero cuando sonaba el reloj y sus turnos acababan, empezaban a hablarse como personas normales, como si sólo fueran enemigos mortales cuando estaban en turno.

Peety trabajaba en el exterior, pero en las tiendas descansaba.

Aun así, quería que se divirtiera más. Busqué en internet qué tipo de parques había en nuestra área.

Y ¡oh, sorpresa! Cuando abrí Google Maps me di cuenta de que había un parque grande al norte de donde vivíamos. Estaba a sólo un kilómetro y medio. Se veía enorme. Desde el camino sólo se divisaba una esquina. Manejé por ahí muchas veces (quizá cientos de veces) pero nunca me detuve. Jamás supe el nombre del parque. Había visto sus caminos delineados con árboles, corredores y gente paseando, algunos con perros pero, para mí, fue hasta entonces sólo un punto de referencia en mi ruta hacia otros lugares. No tenía ni idea de los tesoros que ese lugar escondía más allá de los espacios verdes abiertos que veía desde la ventanilla.

Por el bien de Peety, pensé que era tiempo de averiguarlo.

CAPÍTULO 8

Oh, el agua...

—¿Qué piensas, chico? ¿Quieres probar un lugar nuevo hoy?

Peety se detuvo y me vio con los ojos bien abiertos. Todo en él gritaba: "Sí, sí, sí". No sólo movía la cola. Agitaba todo el cuerpo de cabo a rabo.

—Está bien, está bien —dije—. Sentado, chico, sentado. Deja que te ponga la correa.

Lo más lejos que habíamos ido hacia el norte era la calle McKee. Por lo general tomábamos una ruta y caminábamos en círculo, íbamos al otro lado, pasábamos los escaparates de las tiendas y dábamos vuelta en la Avenida Alum Rock para ver de cerca los autos desde el puente de la autopista I-680. Sentí que Peety necesitaba un destino. Algún lugar con una ganancia, un espacio que lo dejara ser un perro.

—Creo que esto te va a gustar —le dije mientras íbamos por McKee y continuábamos caminando hacia el noreste, pasando la Preparatoria Independence.

Por mi investigación supe que algunos parques en la ciudad no aceptaban perros, me sorprendió. Pero también había muchos que sí; la mayoría tenía reglas estrictas sobre recoger los desechos de tu perro y tenerlo siempre con correa. Esas reglas tenían sentido. Quiero decir, ¿quién querría que sus hijos anduvieran por ahí, caminando entre minas de perros o con animales corriendo hacia ellos mientras intentan disfrutar del parque? De todas formas no planeaba soltar la correa de Peety. La idea de que se fuera corriendo o lo golpeara un auto me aterraba.

Por lo que sabía, a Peety nunca le soltaron la correa más que en nuestro condominio, en la perrera o en el patio trasero de alguien. Así que no tenía idea de qué podría pasar si de pronto le daba ese tipo de libertad.

En la página de internet descubrí que el Penitencia Creek County Park (además de su localización, a sólo un kilómetro y medio de casa) tenía un estanque lleno de patos y animales salvajes. En las fotografías encontré aves vistosas y hermosas en el agua, con las montañas doradas al fondo, como sacado de *National Geographic*.

¿Cómo podía haber algo así tan cerca de mi casa y no saber que existía?

En cuanto vi las fotografías me pregunté algo más: *¿A Peety le gustará nadar?*

Planeaba descubrirlo en esa tarde calurosa.

—Peety, junto —dije.

Nunca me seguía ni caminaba a mi lado. No estoy seguro de por qué seguía diciéndoselo todos los días.

—Junto. Junto.

Desde el momento que pasamos la preparatoria le eché un vistazo a la entrada del parque, mientras él se ahorcaba jalando la correa intentando correr. Como si hubiera buscado en Google y supiera bien a dónde íbamos.

—Tranquilízate —le dije. Nunca lo vi comportarse así—. Peety, hijo, ¡espera! —grité.

Mantuve el ritmo lo mejor que pude, intentando soltar un poco la correa mientras dábamos vuelta en la esquina y caminábamos por una vereda que esperaba que nos llevara al estanque. Peety vio a algunas ardillas corriendo por el pasto y levantó las orejas cuando las aves cantaban en los árboles. Pero, lo juro, él estaba en una misión. No dejaba de jalar hacia adelante, jadeando mientras lo hacía.

Entonces, de pronto, paró. Inclinó la cabeza hacia un lado.

Escuchó algo.

—¿Qué pasa, chico? —le susurré.

Me agaché lo más que pude para intentar escuchar lo que él escuchaba. Dejé de respirar por unos segundos para escuchar y lo logré. No era más que un murmullo. Lo habría ignorado de seguir haciendo ruido con mis tenis en la grava. Pero en cuanto me detuve y escuché como Peety, fue claro como el día: el sonido de los patos, muchos, muchos patos.

—¿Puedes verlos? —dije. Y Peety se lanzó hacia adelante.

No podía correr ni para salvar mi vida, pero intenté seguirle el paso, cojeando mientras él jalaba la correa.

—Realmente quieres ver a los patos —respiré hondo, riéndome e intentando recuperar el aliento.

De pronto, ahí estaba, entre la frondosa vegetación, brillando bajo el sol de la tarde, a sólo unos metros de nosotros: un hermoso estanque lleno de aves.

—Ahhhhh, ahhhhh, ahhhhhh —jadeó Peety, jalando tan fuerte como podía sin que la correa lo ahorcara.

—Alto, chico —dije—. Sentado, ahora. Sentado.

Se sentó y lo acaricié detrás de las orejas.

—¿Nadaste alguna vez en tu vida? —le pregunté. Nunca antes entendí a las personas que hablaban con sus perros. Pero era claro que los animales escuchan. Y muchas veces responden, con una mirada, ladrido, suspiro o movimiento de cabeza.

En ese momento no entendí si alguna vez había visto un cuerpo de agua tan grande, listo para nadar. Aunque me quedaba claro que quería entrar al agua justo en ese momento.

Mientras me ponía en cuclillas, deteniéndolo del collar, la idea de mantener ese agarre me molestó. *¿No se supone que los perros deben correr?*, pensé. *¿No están hechos para eso? ¿No es parte de su naturaleza?* Pensé que la mayor parte de su vida Peety vivió reprimido, enjaulado o con una correa. De pronto lo vi desde otra perspectiva, ya no desde mi preocupación egoísta de padre que pensaba que se lastimaría si le soltaba la correa. ¿Qué tipo de vida era ésa? El hecho de que él tuviera sobrepeso sólo significaba que hasta ese momento... siempre vivió enjaulado.

¿Cómo alguien permite que un perro esté tan mal que ni siquiera quiera correr?

Cambiar la dieta de Peety y hacer esos paseos lo liberó. Tal vez era tiempo de dejarlo experimentar cómo se sentía la verdadera libertad.

Miré alrededor y había poca gente cerca del estanque. Me tranquilicé y ya no pensé en que escaparía o molestaría a alguien más. Sabía que estaba concentrado en el estanque.

—Quieres ir al agua, ¿verdad? —dije.

Sostuve su collar con mi mano izquierda, con calma y cuidado desabroché la correa con mi mano derecha. El suave "clic" del seguro hizo que levantara las orejas. Paró de jadear y me vio, asegurándose de que escuchó lo que escuchó.

—Ten cuidado, ¿sí? —dije.

Peety me lamió la mejilla en una avalancha de besos y supe que era el mejor momento para hacerlo.

—Está bien, chico —susurré—. ¡Vamos!

Solté su collar y Peety salió corriendo como si compitiera en las Olimpiadas: cabeza abajo, cuerpo hacia adelante, moviendo las piernas tan rápido que parecía que iban a rebasarlo. No podía creer lo rápido que corría. Voló camino abajo y no bajó la velocidad ni un poco mientras se acercaba a la orilla del agua. En vez de eso, cuando llegó al agua, ¡saltó! Me quedé boquiabierto mientras nadaba en el estanque. Debió saltar varios metros antes de caer al agua con un gran clavado. El tremendo sonido hizo que todos nos vieran, el agua salpicada hizo que los patos y aves salieran volando al mismo tiempo. En un segundo el cielo se llenó de todas esas aves que cantaban en el mosaico enorme que formaba una silueta de la parvada contra el pálido sol de la tarde.

Después me di cuenta de que soltar la correa a un perro en un lugar público era algo ingenuo y muy peligroso. Muchos perros podrían huir hasta perderse. Estoy agradecido porque ése no fue el caso de Peety. Sus instintos naturales como pastor, creo, son lo que lo hacía permanecer cerca de mí.

Pero corrí hasta la orilla del estanque para asegurarme de que Peety estaba bien. Esperaba que no se estuviera ahogando o algo así, porque no estaba seguro de que pudiera nadar muy lejos para rescatarlo. Llegué a la orilla y ahí estaba, nadando en círculos como un campeón.

Era libre.

Peety nadaba tan fuerte que levantaba todo su pecho y lo sacaba del agua, jadeando con orgullo y emoción.

—¡Buen trabajo! —grité—. ¡Yuju!

Cuando me escuchó nadó hacía la orilla, salió del agua, caminó directo a mí y dio una sacudida de proporciones bíblicas. Me llenó de agua y lodo, pero no me molestó. De hecho me reí. Me encantó. Y en ese momento me di cuenta de que lo amaba.

¡Amo a este perro!

Me encantaba tenerlo, cuidarlo... Me encantaba todo en ese momento. Ni siquiera me di cuenta del calor que hacía hasta que Peety corrió y me refrescó, entonces no estaba nervioso por estar sucio o mojado. Las cosas por las que los humanos siempre nos preocupamos, vernos bien para otros, estar limpios y presentables, todo eso se desvaneció.

Aún me estaba riendo cuando volvió a meterse al agua para nadar más.

La mayoría de las aves se instaló en otro lado del estanque. Creo que se dieron cuenta de que Peety no estaba interesado en lastimarlas. Sólo quería entrar al agua y, tal vez, ver qué hacían. Esperaba que a nadie le preocupara que no trajera correa y que estuviera nadando, pero, para ser franco, no me importaba mucho si lo hacían. Si un policía o guardabosques pasaba por ahí y me multaba, bien, pagaría la multa con gusto. Ver a mi chico disfrutar tanto ese momento de bendición canina... valía cualquier precio.

Peety nadó a la orilla, se sacudió y volvió al agua unas ocho veces antes de que lograra que se sentara y descansara por un minuto. Jadeaba como loco, pero entre el brillo de sus ojos y la lengua colgando de su sonrisa de perro, supe que estaba bien.

Otra vez me vio como si fuera el mejor hombre del mundo y yo quería serlo para él. Quería cumplir cada sueño de Peety. Y en ese momento sentí que los dos podíamos hacer cualquier cosa.

—¿Quieres seguir caminando? —pregunté.

Peety se levantó y dio vueltas en círculo como si estuviéramos en la puerta de la casa, ansioso por pasear como si los kilómetros que ya habíamos caminado y todo lo que nadó no lo hubieran cansado.

El camino parecía rodear todo el parque en un gran circuito. Supuse que mínimo serían unos ochocientos metros y, aun así, por alguna razón, no me desanimé. Creo que también estaba emocionado por seguir.

Le ajusté de nuevo la correa y dije:

—Está bien, chico. ¡Vamos!

Peety iba dejando un rastro de agua mientras caminábamos y yo no dejaba de sonreír por el contoneo de su paso. Cuando empezamos a pasear juntos no habría descrito su forma de caminar como lenta y pesada, pero en este momento me di cuenta de que así era. De hecho, ambos parecíamos movernos de la misma forma. No corríamos, trotábamos, ni nos movíamos "rápido", pero los peatones que en ocasiones nos rebasaban ya no se alejaban de nosotros como si fuéramos un auto estacionado con las intermitentes prendidas.

Logramos recorrer todo el camino hasta el lado opuesto del estanque en cuestión de minutos. Estaba mojado por las sacudidas de Peety, pero no me bañé de sudor mientras caminamos. Fue increíble para mí. Había bajado sólo trece kilos y me sentía como un ser humano diferente. Incluso después de todo ese nado Peety aún caminaba a la cabeza, guiándome sin signos de bajar la velocidad.

Las rodillas me dolieron cuando volvimos al sitio en el que Peety saltó, me pregunté si a él también le dolerían. Recordé que yo era un hombre de ciento treinta y seis kilos y que Peety no era un cachorrito. Cargar todo ese peso encima también debió ser difícil para él. Me preocupé por un momento al pensar que ambos fuimos muy ambiciosos. Una semana después usé un reloj con GPS para registrar las distancias que estábamos cubriendo en nuestras caminatas y mis cálculos eran correctos. De acuerdo con mi reloj, el circuito era de novecientos sesenta metros. En definitiva, me iba a doler caminar casi dos kilómetros de regreso a casa después de la distancia extra. Cuando volvimos a casa había caminado cerca de cinco kilómetros en una sola tarde.

—¡Cinco kilómetros! —le dije a Peety—. Eso es demasiado.

Sólo dos meses antes, incluso la idea de caminar casi cinco kilómetros era demasiado dolorosa. Nunca imaginé que lo haría, ni siquiera si mi vida dependiera de ello. Estoy seguro. Habría colapsado.

¿Cómo pasé de negarme a caminar casi dos kilómetros al parque a querer recorrer novecientos sesenta metros adicionales alrededor del estanque? ¿Para qué? ¿Por diversión? ¿Era eso? No estaba seguro de haber caminado sólo por diversión en toda mi vida. ¿Por qué quería hacerlo ahora?

La razón estaba jadeando a mis pies.

Pensé en los dolores y sufrimientos que sentía y me di cuenta de que no eran nada comparados con el caminar de mi cuarto al baño un día antes de conocer a Peety.

Nos detuvimos por un minuto para recuperar el aliento. Peety se sentó recargado contra mi adolorida rodilla derecha. Observamos juntos a los patos y él me siguió viendo con la mayor sonrisa (y su lengua rosa brillante) mientras jadeaba y me rogaba con la mirada por otro chapuzón.

—Hoy no, hijo —le dije—. Apenas te secaste.

—¡Guau! —ladró.

—Ya sé, ya sé. Pero debes tener hambre. Yo tengo. Bueno, vendremos este fin de semana. Te lo prometo, ¿está bien?

—¡Guau! —ladró otra vez. Sólo que esta vez se levantó y les echó un vistazo a los patos en el estanque. Volteó y empezó a caminar en dirección a casa. Por instinto sabía qué camino tomar. Así que de nuevo dejé que Peety me guiara por el largo y doloroso, pero maravilloso, camino de regreso a casa.

Adoptamos el hábito de hacer nuestras caminatas de la mañana y tarde antes y después del desayuno y la cena, lo que nos trajo un beneficio inesperado: algo de ese movimiento y gasto de energía antes de comer hacía que me llenara más rápido. Era contrario a lo que esperaba, pero el efecto era notable. Hacer tanto ejercicio me provocaba menos hambre.

Casi todas las noches sacaba a Peety antes de dormir para que hiciera sus necesidades, muchas veces íbamos al final de la calle y regresábamos, sólo porque sí. No lo pensábamos. Era sorprendente lo corta que me parecía la cuadra ahora.

Una noche en particular, después de nuestra larga caminata al parque, preparé una ración doble de tofu sin cebolla para compartirla con Peety. Lo serví en dos platos, nos sentamos juntos en el piso de la sala y compartimos la deliciosa cena.

—Deberíamos hacer esto más seguido —le dije.

El hecho de que pudiera sentarme en el piso con la espalda contra el sillón era sorprendente. Como me dolían las rodillas por la distancia que caminamos, me preocupaba la dificultad para levantarme. Aunque unos meses antes ni siquiera habría intentado sentarme en el piso. Por años no me agaché, me puse en cuclillas ni adopté otra posición que no fuera de pie, sentado o acostado, a menos que fuera muy necesario.

¿Qué tan limitado estuve?

Me sentí un poco mareado cuando me senté en el piso, como si tomara unos cuantos expresos. Me dolían las rodillas y estaba cansado de la larga caminata, pero al mismo tiempo me sentía lleno de energía.

Desde mi nueva posición vi mi condominio. En ocasiones me referí a él como "mi departamento", pero no era sólo un departamento. No era rentado, era mío. Podría hacer con él lo que quisiera. Pero desde que lo compré, no hice nada. El espacio estaba amueblado con todo tipo de objetos que se esperan de un soltero después de la universidad: una mesa de centro con cubierta de vidrio, una pequeña barra de madera con dos sillas en la cocina, un sofá sencillo y una televisión de pantalla plana. Las paredes eran blancas. La mesa del comedor estaba llena de papeles y cajas del trabajo. El cuarto extra tenía una cama y una cómoda. Mi recámara tenía una cama king size con una base sencilla y sin cabecera.

Vi alrededor y me di cuenta de que estaba viviendo en una caja blanca.

—¿Sabes? —le dije a Peety—, tal vez debemos arreglar este lugar.

Capítulo 9
Reconstrucción

D ejé pasar la idea. Me ocupé con el trabajo. La energía después del ejercicio no duró.

Como una persona obesa, te acostumbras a no hacer cosas. En especial para ti. Optar por decir que no, es más fácil que motivarte, porque la motivación implica dolor. De hecho, cuando fijas una idea, despojarse de la pereza mental es más difícil que el acto físico de perder peso.

Pero logré concentrarme en Peety y en encontrar nuevos lugares de paseo para hacer su vida más plena. Volvimos al estanque el sábado, como se lo prometí. Otra vez Peety corrió, saltó y salpicó en muchos momentos de gloria pura. Pero la siguiente semana decidimos caminar la misma distancia en dirección opuesta. Cruzamos el puente de la autopista I-680 (que era lo más lejos que habíamos llegado sobre la Avenida Alum Rock) y continuamos. Si siguiéramos unos kilómetros en auto, subiríamos las colinas hasta llegar al Mount Hamilton y al observatorio de la Universidad de California que probó la teoría de la relatividad de Einstein. Manejé por esa área algunas veces. Pero nunca me di cuenta de una pequeña cuadra, casi como el centro de un pequeño pueblo. Un lugar sorprendente, lleno de negocios familiares. Una especie de viaje en el tiempo, una calle llena de tiendas atendidas por abuelos.

El primer lugar que llamó mi atención fue la Barbería de Mario. Necesitaba un corte de cabello. Por lo general intentaba que esa experiencia fuera lo más corta posible así que siempre iba a una cadena, pero pensé: *¿Por qué no?*

Abrí la puerta junto al antiguo letrero de barbería y sonó una pequeña campana. Sentí como si viajara en el tiempo. Esperaba ver a un hombre de la pinta de Norman Rockwell con un bigote afilado y una bata blanca. En vez de eso, le di un vistazo a Mario: un barbero mexicano con una panza más grande que la mía y cuya personalidad era todavía más grande. Había cinco o seis hombres sentados en las sillas de vinil rojo a lo largo de la pared, todos alzaron la mirada para saber quién entraba a su mundo. De inmediato sentí que estaba entrando a un club exclusivo, en el que no estaba seguro de ser bienvenido. Como hombre blanco en ese vecindario, era el bicho raro de ese lugar.

—¡Hey! ¿Su perro quiere un corte? —preguntó Mario. Todo mundo se rio.

Terminó un corte y el hombre en la silla se levantó.

—Vamos, siéntese —dijo Mario.

—Ven, chico —le dije a Peety, caminé hacia la silla vacía y atravesé el cuarto lleno de miradas. El hombre en el asiento de al lado me dijo algunas suaves palabras en español que no pude entender, pero pronto me di cuenta de que había roto el protocolo. Se suponía que me sentara en la silla más cercana a la puerta. Cada vez que acababa un corte, todos se recorrían un asiento hasta ser el siguiente en la línea.

—Oh, lo siento, lo siento —les dije mientras llevaba a Peety a la última silla, junto a la puerta.

Peety se echó sobre el piso fresco cubierto con mosaicos blancos y negros y parecía contento de esperar. Lo tomé como una señal de que ése era justo el lugar en el que debía estar.

—Usted es nuevo aquí —me dijo Mario—. El mejor corte en la ciudad. Se lo garantizo. Sólo pregúntele a cualquier mujer que vea. Todas aman a un hombre con un corte de Mario.

—¿De verdad? —pregunté.

—Es verdad —respondió—. Porque todas las mujeres aman a Mario.

—Oh —dije mientras el resto de los clientes se reía—, no puedo esperar.

Era extraño entrar a un lugar sin que alguien empezara a hacer bromas sobre mí. Era como si la presencia de ese perro abriera una puerta mágica que permitía a los demás verme como un ser humano y no sólo como un hombre gordo. Además, Mario era tan grande como yo, así que tal vez eso hacía que me viera normal. También me empecé a dar cuenta de que, casi en todos los lugares, no importaba dónde, la gente hablaba del perro (sino es que *con* el perro) antes de cualquier otra cosa.

Después de sufrir la soledad del silencio universal con el que me trataban los extraños agradecí las oportunidades para romper el hielo que me daba Peety.

Mientras me senté a ver a los clientes llenos de vida, entre conversaciones poco inteligibles que iban y venían, incluso antes de sentarme en esa silla, supe que Mario sería mi peluquero a partir de ese momento. Resultó que me hizo un corte grandioso. Y en una mañana de sábado llena de risas y bromas de ese hombre gigante (que de verdad creía ser un regalo para las mujeres) la experiencia fue más que un corte de cabello.

Cuando me hice cliente regular, Mario siempre tenía un premio para Peety. Era como si supiera lo que una persona o perro necesitaba para seguir regresando. Los siguientes meses una serie de competidores abrieron barberías del otro lado de la calle, en un intento por captar su popularidad, ofreciendo cortes por ciento ochenta, incluso cien pesos, comparados con el precio de Mario de trescientos sesenta pesos por corte. Pero pronto todos esos negocios quebraron. Los clientes de Mario eran leales y su personalidad y habilidades grandiosas. Su negocio siguió prosperando.

Llamaba a su barbería sindicato-de-un-hombre. El logo de su sindicato estaba en una pared de su local. Pagó sus deudas, era su propio gerente y estaba muy orgulloso.

Esa mañana, cuando salí de mi primer corte, Peety y yo notamos una pequeña tienda detrás de la de Mario, bajando un camino que la mantenía escondida desde la calle. El toldo tenía letras en chino, me pareció que estaba un poco fuera de lugar en un barrio claramente mexicano. Pero entonces vi un letrero con letras verde neón que decían "Cepillado".

—Hey, tal vez tú también necesitas un corte, Peety —dije.

Estaba seguro de que era una estética canina y también fue como un viaje en el tiempo. La tienda no estaba tan limpia como otras. Hasta la fecha no sé si ese lugar tiene un nombre. Pero las personas detrás de las cajas eran muy amables y me prometieron que Peety quedaría cepillado y limpio, como nuevo, así que los dejé trabajar. Peety salió de ahí como si hubiera ido de vacaciones una semana entera a un spa. Nunca lo vi tan bonito.

En poco tiempo hacíamos caminatas al pequeño vecindario cada fin de semana. Como reconocían a Peety, los dueños de las tiendas siempre nos saludaban. Empecé a ir a una tintorería en esa cuadra, dejaba mis camisas entre semana y las recogía en nuestras caminatas. Cuando mi tobillo hinchado y el dolor de mi pie desaparecieron con la pérdida de peso compré unas botas en la tienda El Rodeo. No tuve muchas oportunidades de ponérmelas, pero me sentía bien al ponerme un par de zapatos divertidos, diferentes y no diseñados para pies obesos. Además, me gustaba apoyar esas tiendas independientes.

Mario era un comensal experto y me contaba de todos los grandes, pero desconocidos, restaurantes mexicanos. Descubrí que en muchos de ellos estaban dispuestos a prepararme platillos sin carne o queso, por lo general con verduras frescas traídas del mercado esa mañana, envueltas en una tortilla de maíz con pico de gallo y salsa picante. Era la comida perfecta y además... deliciosa.

Una de las cosas más increíbles de cambiar a una dieta basada en plantas fue que mis gustos se transformaron en un par de meses. Mientras más especias exóticas usaba para darle sabor a lo que habría sido un plato desabrido de arroz y frijoles, más sabores extravagantes ansiaban probar mis papilas gustativas. Nunca fui muy afín a la comida picante y, aun así, después de mis primeros dos meses, empecé a usar todo tipo de salsas en la comida. En especial en los restaurantes. Resultó que había más opciones veganas disponibles en restaurantes de comida internacional que las que encontraría en un típico restaurante estadounidense. En varios países asiáticos el tofu, granos y otros ingredientes vegetarianos son elementos tradicionales de su gastronomía. Para apegarme a la dieta de sólo consumir plantas aprendí a hacer ciertas preguntas, por ejemplo: ¿Hirvieron el arroz con caldo de pollo? ¿Me lo puede dar sin salsa de pescado? Después de un periodo de prueba y error, aprendí cómo formular las preguntas y obtener la información sin dudar. En estos lugares aprendí a ordenar mis platillos poco, medio o muy picantes. Cuando los meseros de los restaurantes mexicanos, tailandeses o indios me daban una escala del uno al cinco, empecé a elegir el cinco. Intentaban disuadirme, abrían los ojos y me preguntaban: "¿Está seguro? Eso es muy picoso". Más de uno señaló mi piel y dijo que los hombres blancos no soportaban ese nivel. No era un problema de racismo. De verdad les preocupaba que me enfermara, corriera pidiendo una jarra de agua o me quejara y devolviera la comida. No era normal que alguien igual al "osito del pan" ordenara algo más alto que el tres. Pero siempre lo hice y disfruté el resultado.

Había un beneficio extra por comer alimentos picantes y condimentados: está comprobado que el picor del chile incrementa el metabolismo, significa que cada vez que le agrego ese sabor a mi comida, quemo más calorías.

La doctora Preeti me habló mucho sobre los cambios en el paladar.

—La primera fase de comer saludable es entrenar a sus papilas gustativas y aumentar los alimentos nutritivos en su dieta. Así que no contamos las calorías, sólo incrementamos las frutas y verduras, eliminamos carne, productos animales y lo que le pueda causar molestias. Nuestra preocupación no es disminuir calorías, sino asegurarnos de que tenga la mejor digestión, absorción y metabolismo, esenciales para su salud, y para mantener la pérdida de peso. Después, la segunda fase será aprender a incorporar esos alimentos saludables en la dieta diaria, para convertirlos en un hábito y mantener una salud óptima —me dijo—. En esa fase empezaremos a eliminar los aceites, algunas grasas, comer menos alimentos procesados y azúcar. Eso reducirá de inmediato su ingesta de calorías, así que tampoco habrá que pensar en ellas.

Me sorprendió aprender que algunas personas suben de peso después de hacerse veganas. Comen lo que se conoce como "comida chatarra vegana", alimentos preempacados, barras de proteína, postres que no tienen productos de origen animal, pero que son altos en calorías, grasas y que no favorecen un estilo de vida saludable.

Aun si no se trata de comida preempacada, las calorías que se agregan al freír y saltear con aceite vegetal hacen que el valor calórico de un alimento aumente una tercera parte o más.

Sabía que no quería empezar a hacer este cambio sólo por perder peso. La pérdida de peso que experimenté hasta ese momento se sintió fácil. Mis paseos con Peety se volvieron miniaventuras que hicieron mi vida más interesante e interactiva con el mundo y los alimentos eran más ricos que cualquier cosa que probé en mi vida. Además, comía tanto como quería. Podía comer hasta sentirme satisfecho y, aun así, no me sentía cansado o con ganas de tomar una siesta después de cada alimento. Todos los días despertaba después de una buena noche de sueño y me sentía listo para levantarme y empezar el día. Y cada semana lo hacía con menos dolor.

Mientras menos dolor sentía, más fácil era moverme. Mientras más me movía, mejor me sentía. Mientras mejor me sentía, era más fácil esforzarme. Quería salir más, por el bienestar de Peety.

Es gracioso todo lo que notas cuando paseas a un perro. Más allá de descubrir la barbería de Mario y agregar ese pequeño barrio a mi vida, me di cuenta de lo vibrante y única que era la comunidad mexicana que me rodeaba y que fue invisible hasta ese momento. Desde los colores, los muebles en los restaurantes y tiendas, la gran importancia de la familia. Por ejemplo, cada semana había lavados de autos en un lote baldío u otro terreno en ese vecindario. Hasta que empecé a caminar por ahí con Peety supe que eran para funerales. Los amigos y familiares de alguien que perdió un ser querido se reunían en estos lugares improvisados, atrayendo autos para colectar ciento ochenta pesos por vehículo y así cubrir los gastos de su funeral. Nunca antes vi o supe de algo parecido, en ninguna comunidad, en ningún lugar del país. Admiraba y apoyaba la naturaleza de todo aquello.

Peety y yo descubrimos otro parque la semana de mi primer corte de cabello con Mario. Estaba lejos y necesitábamos el auto para acercarnos, pero ofrecía una hermosa ruta para caminar, un circuito de mil seiscientos metros alrededor de otro lugar con una belleza aún más inesperada, justo en el centro de nuestra ciudad. El Emma Prusch Farm Park era una granja donada a la ciudad de San José. Tenía un granero viejo que la ciudad convirtió en un centro cultural y un antiguo molino de viento que chirriaba un poco al girar. Mientras el sonido de los autos de la autopista cercana se filtraba en el aire como olas de mar lejanas, el pasto y los arbustos producían un sonido diferente que de inmediato llamó la atención de Peety: el ruido de las gallinas. El "cocorocó" de esas aves y el ocasional canto del gallo nos hacía sentir como si hubiéramos viajado al campo. Y aunque Peety no podía andar sin correa (había muchas personas tomando el sol o caminando con sus perros), se convirtió en uno de sus lugares favoritos. Sí, me jaló la correa e intentó correr tras las gallinas. Sí, me jaló mientras les ladraba a otros perros. Pero le encantaron las vistas, los olores y la emoción de cada rincón.

A mí también.

Por alguna razón, en este parque en particular, había un área especial para que mujeres y sus perros hicieran ejercicio; por primera vez en años me llamaron la atención esas mujeres. Quince años sin una cita es mucho tiempo y los suplementos que me dio la doctora Preeti (combinados con el cambio de estilo de vida) estaban empezando a tener efecto porque cada vez que caminábamos por el parque me descubría viendo a alguna mujer. Esas sensaciones me tomaban por sorpresa. El aroma de un perfume, una cola de caballo balanceándose con el trote, hombros desnudos de alguien en tirantes.

Mucho cambió en términos de moda durante los quince años que estuve fuera del mercado. Las mujeres usaban en público pantalones de yoga, que eran mucho más apretados, sin nada sobre ellos. A veces me daba un poco de vergüenza verlas. Pero lo sorprendente era que las veía.

En el Farm Park, Peety llamaba la atención de mujeres de todas las edades: "Pero qué belleza", "¡Hey, hola! Eres adorable". A Peety le encantaba. Se pavoneaba cuando alguien le acariciaba el cuello. Claro, esas mujeres no me veían con el mismo afecto. Todavía era gigante. Aun cuando ya estaba abajo de los ciento treinta y seis kilos, muy comprometido con mi dieta vegana y diera paseos cada vez más largos con Peety durante los fines de semana, no había en mí nada atractivo para las mujeres más que mi perro. Estaba seguro de que, si caminaba por el parque solo, ninguna de esas mujeres me miraría a los ojos o se detendría a saludarme. Incluso con mi nuevo corte hecho por Mario.

De cualquier forma el hecho de que me sintiera un poco más atractivo para algunas mujeres me daba esperanza. Tal vez si continuaba poniéndome más saludable algún día alguna me vería y se sentiría atraída por mí.

Además de mi repentina atención a las rubias y morenas en el parque descubrí algo que nunca había visto: un mercado de granjeros. Una vez a la semana un grupo de agricultores de los alrededores ponía carpas, mesas y vendía sus frutas y verduras recién cosechadas. Nunca en toda mi vida vi comida tan vistosa. Vivía en California, la tierra de la abundancia, en donde hay cosechas frescas todo el año. Pero no compré esos productos en años y menos directo de quien los producía. No imagino lo que pensaron de mí esos granjeros al verme tan maravillado por sus productos.

Peety se paseó en alerta por el mercado, olisqueando y evaluando todo mientras caminábamos. *¿Qué piensas, Peety?*, le preguntaba cuando sujetaba un jitomate o una calabacita y lo dejaba olfatear. Él me miraba con aprobación o se volteaba para negar. La mayoría de los vendedores eran mexicanos y no les importaba que un perro examinara sus productos. Aceptaban muy bien la presencia de Peety y muchos hasta le daban premios. Incluso algunos vendían premios horneados en casa. Tener un perro en un mercado orgánico parecía tan natural como las frutas y verduras que descubría en cada vuelta.

Por otro lado, yo me sentía como un extraterrestre caído de otro planeta, sorprendido y desconcertado por todo lo que veía. Había tomates de diversas formas, tamaños y colores. Nunca pensé que pudieran ser diferentes al jitomate rojo y redondo. Había tomates verdes, amarillos, morados, blancos y negros. Podría encontrar un nuevo arcoíris en las canastas de tomates. Levanté una calabacita más grande que el sándwich más grande que comí alguna vez. Había naranjas de todos los tamaños, nectarinas y chabacanos, todo tipo de lechugas y verduras de hoja verde, almendras, aguacates maduros listos para comerse y melones que olían delicioso.

El Farm Park también ofrecía el programa de Agricultura Apoyada por la Comunidad (CSA, por sus siglas en inglés), en el que pagas unos miles de pesos por seis meses de abastecimiento de vegetales. Así, cada semana los granjeros llevan una carga de alimentos sólo para ti, llena de frutas y verduras maduras y listas para esa semana. Nunca sabes exactamente lo que te van a dar. Sólo vas y recoges tu caja. Para mí, en medio de la aventura descubriendo nuevos alimentos, eso lo hacía más atractivo.

Me apunté en la lista. Hice cuentas en mi cabeza y sólo el volumen de alimento que recibiría a través de ese sistema significaba que ahorraría mucho dinero en compras. Apenas podía creerlo: productos recién cosechados a mano saldrían directo de la tierra para llegar a mi cocina.

De hecho toda la dieta estaba convirtiéndose en un ahorro de dinero. Descubrí que en Costco podía comprar medio kilo de tofu orgánico por veinte pesos y por doscientos dieciséis pesos me llevaba una bolsa enorme de frijoles o arroz (durarían meses y su precio era de unos pesos por plato). Invertí en recipientes de calidad para guardar todo, mantenerlo fresco y organizado en la despensa. Me di cuenta de que me estaba alimentando al menos por la mitad de lo que costaba una dieta basada en carne, y eso que empecé a comprar productos orgánicos, frescos y locales. Comparado con mis viejas costumbres de comida rápida, ahora comía por menos de un cuarto del precio.

Además, era más divertido. Seguí el consejo de la doctora Preeti y empecé a comprar en mercados mexicanos y asiáticos, en vez de supermercados estadounidenses regulares. Cada vez que cruzaba las puertas descubría comida que nunca había visto u olido. Departamentos completos dedicados sólo a especias secas, no pequeños frascos con especias, sino bolsas y botes llenos de chiles, hojas, semillas, vainas y raíces de plantas secas, listas para molerse en la cocina, lo cual hacía los sabores diez veces más potentes, punzantes y maravillosos que cualquier cosa salida de un frasco. También parecía que había nuevas verduras a mi disposición cada vez que regresaba. Una semana descubrí la col china, un vegetal nutritivo que al cocerse adquiere la mejor textura y sabor (sin ponerle nada más que un poco de ajo y pimienta roja). Otra semana descubrí las canastas de yaca en la entrada, esas increíbles y raras esferas verdes, tan gigantes que superan el tamaño de una cabeza humana. No lo pensé dos veces y me llevé una. Se veía como algo que creció en un monstruoso árbol en la era de los dinosaurios. Leí sobre ellas y supe que más y más chefs veganos las estaban usando por su textura carnosa, a veces para replicar el sabor y la sensación de puerco en su menú.

La riqueza de todas esas imágenes, olores y sonrisas de los empleados en aquellas tiendas que antes pasaba de largo me hacían querer volver. Nunca era suficiente. No dejaba de pensar en la revelación que me hizo la doctora Preeti: había más de veinte mil plantas comestibles en el mundo... ¡y yo quería probarlas todas!

La fascinación alimentó mis ansias de aprender todo lo posible para preparar esos nuevos alimentos que seguían llegando a mi cocina.

Claro que, entre la bendición de todos estos nuevos descubrimientos, Peety y yo también debíamos lidiar con la vida real. Y la vida siempre tiene formas de lanzarte a la cara nuevos retos cuando menos lo esperas. En especial cosas pequeñas y molestas, como cuando te levantas cualquier domingo, vas al baño y la manija del escusado se cae.

Ésa no era la forma en la que quería empezar mi día. Levanté la tapa del tanque y pude jalar la barra para descargar a mano, pero pronto me di cuenta de que la manija no sólo se soltó. Estaba rota. Era un escusado barato. Y como no estaba en un departamento rentado, no tenía un casero a quien llamarle para que lo arreglara. Eso significaba que necesitaba un plomero o arreglarlo yo.

Como no conocía a ningún plomero que trabajara en domingo sin cobrar una "tarifa de emergencia" le dije a Peety que regresaría y fui a Home Depot con la manija rota.

El viejo yo habría entrado y salido de la tienda lo más rápido posible. Habría buscado en internet el mapa de la tienda, encontrado la ruta más corta para la sección de plomería y regresado. De hecho, ahora que lo pienso, el viejo yo habría dejado rota la manija y jalaría manualmente, para siempre. Y seguro no se habría parado en la sección de iluminación camino a la salida. Nunca me permití echar un vistazo lo suficiente como para pensar cómo se veía una lámpara más atrevida y moderna en el comedor, con vidrios rojos y brillantes. El viejo yo no pasearía por el área de estantería, pensando en organizar sus archivos para poder despejar la mesa del comedor. Jamás deambularía por las secciones de pintura, herramientas, persianas y cortinas, sólo para sondear cuál era el precio de las cosas. Cuando terminara el recorrido de regreso a la entrada de la tienda, cerca de las cajas, nunca se pararía a ver libros de decoración o de carpintería para proyectos fáciles en casa. Pero lo hice. El nuevo yo hizo todas esas cosas. Pasé la mayor parte de mi domingo recorriendo Home Depot.

Cuando era niño hacía muchas cosas manuales. Era un alumno destacado en la clase de carpintería. Pero no levanté un martillo o un dedo para hacer algo más que colgar una fotografía en años... y ni siquiera eso desde que me mudé a este condominio (un año antes de que Peety llegara a mi vida). Así que fue una experiencia casi religiosa ver a la señorita de la caja registradora pasar el paquete de reparación para el escusado, un libro de carpintería y dos de decoración.

De verdad lo voy a hacer, pensé.

Y después *lo hice*.

Leí esos libros de principio a fin, reuní ideas y preparé cosas en mi cabeza. Aprendí que lo más importante para decorar con éxito era hacerlo alrededor de un tema, color u objeto. Estaba tan enamorado de la herencia mexicana de mi recién conocido vecindario que decidí usarla para mi diseño. La calidez de la arquitectura española y la osadía de las paletas de color latinas eran muy ricas y me llamaban la atención (también me hicieron sentir que las paredes blancas de mi departamento estaban más desnudas y vacías que nunca).

Fui a una tienda grande de pinturas y compré dos botes gigantes de un color llamado *cream cake* que más bien era beige. Así empezaría: deshaciéndome de las paredes blancas. Peety me siguió de cuarto en cuarto y miró maravillado cómo pinté cada pared del condominio. También cuando volví de la tienda con la gama *spanish revival* y pinté una pared de cada habitación con un color diferente: chocolate, terracota y más. Compré lámparas de trabajo para seguir pintando por la noche. Los fines de semana, cuando no paseaba a Peety, dedicaba la mayoría de mis horas libres a transformar mi departamento en algo de lo que en verdad me sintiera orgulloso.

En vez de comprar las lámparas que vi en Home Depot fui a centros de iluminación y compré unas un poco maltratadas o que fueron devueltas, así adquirí productos de la mayor calidad con descuento. Me deshice de las cubiertas baratas de todos los apagadores y enchufes y las remplacé con unas de vidrio pintadas a mano de colores que combinaran con mi tema. Ese pequeño detalle hizo una gran diferencia en cada cuarto. La inversión de unos miles de pesos marcó la diferencia entre quedarse en un motel de paso o vacacionar en un hermoso resort de cinco estrellas.

Instalé una estructura a la medida de acero inoxidable sobre la barra de la cocina y colgué toda mi colección de ollas y sartenes de alta calidad como en un restaurante gourmet. Aprendí a pegar azulejos y cubrí la pared para evitar salpicaduras con unos muy bonitos y exóticos.

Después volví a Home Depot, compré herramienta pesada y pronto hice marcos de ventanas, mesas de noche, escaleras portátiles, repisas y muebles para las plantas por toda la casa. Las diseñé con detalles que combinaban con lo visto en los libros de arquitectura española, después los teñí de café oscuro. Es probable que mis vecinos me odiaran por todo el ruido que hice mientras trabajaba con la madera, pero no podía parar. Cuando empezaba, cuando veía que podía poner mi toque personal en cada espacio y hacer que se viera bien... quería más. Disfrutaba el olor del aserrín. Peety iba al cuarto y se acostaba sobre él como si estuviera tomando un baño; lo limpiaba con una toalla húmeda antes de aspirar. El ruido no le molestaba. Y cuando nos daba hambre comíamos juntos, sentados en el piso de la sala.

Sentados ahí noche tras noche pensaba en todo tipo de cosas, como aquella noche en que compartimos nuestro primer tofu salteado. Lo primero, decidí que el piso laminado sobre el que estábamos era muy corriente. Peety se merecía algo mejor. Así que compré, acomodé, corté e instalé un piso brasileño de madera color cereza. Eso implicó agacharme en cuclillas, golpear y pegar el piso. Fue un trabajo extenuante para mi espalda y rodillas. Tuve que dividirlo en distintos días y trabajar en intervalos cortos para no lastimarme. El aliento se me iba mientras lo hacía, me agitaba, sudaba, pero Peety lamía lo salado de mis mejillas y sus miradas de admiración me hacían continuar.

Me tardé un par de meses en arreglar el lugar (trabajando fuera de mi horario laboral y mis largas caminatas con Peety). Pronto, las paredes, pisos, luces, todo lo básico estuvo listo. Peety y yo ya no vivíamos en una caja blanca y vacía. Cada vez que abríamos la puerta y prendíamos las luces nos invadía una sensación de sorpresa y un poco de orgullo. Los colores cálidos y texturas de nuestro hogar nos hacían sentir que entrábamos a un espacio que era más que un condominio... Juntos entrábamos a nuestro castillo.

La mejor parte: sabía que no había terminado. Era un trabajo en progreso. Los cuadros baratos que saqué de las cajas y colgué en la pared ya no combinaban con la calidad de mi trabajo. En comparación, parecían los vestigios del dormitorio de algún universitario. Puse todo mi corazón para que ese lugar se viera bien y decidí continuar. Necesitaba una verdadera base para mi cama, con cabecera. Incluso un pie de cama. Nunca tuve una recámara así. De pronto, el ropero de Ikea parecía insuficiente. La mesa del comedor no era nada especial (después de acomodar todo en repisas, las cajas desaparecieron), sólo tenía un candelabro colgando sobre ella. Ahora que cocinaba platillos fantásticos, ¿no merecía un comedor que estuviera a la altura de todo esto?

No puedo explicar por qué me invadió el deseo de llenar mi hogar con cosas hermosas. Pero así lo hice. No puedo explicar por qué comprar muebles por internet y que me los entregaran de tiendas anónimas perdió el encanto. Pero así fue. Transformé nuestro hogar con mis propias manos y, a partir de ese momento, sentí que todo lo que entrara en esa casa debía ser amado y cuidado de la misma forma.

Eso me hizo pensar: tal vez Peety y yo necesitábamos aventurarnos en una misión para encontrar cosas de ese tipo. Lo primero que necesitábamos era un poco de arte.

—Peety —dije—. ¿Te gustaría dar un gran paseo en San Francisco?

Capítulo 10

Progreso

Durante los primeros tres meses, cada vez que visitaba el consultorio de la doctora Preeti y me subía a la báscula, me quitaba los zapatos, el cinturón y me aseguraba de llevar la ropa más ligera que tuviera. Incluso dejaba de consumir sal esperando perder un poco de agua en el camino a la consulta semanal. Hacía todo eso para impresionarla y asegurarme de que viera lo bien que lo estaba haciendo. Tardé en darme cuenta de que los kilos que perdía no eran tan importantes para ella. Supongo que, si subía de peso, se preocuparía, pero nada más. Nada de vergüenza ni regaños, sólo intranquilidad. No estaba en una competencia o en la escuela, ni me graduaría por mi desempeño. A ella sólo le preocupaba que me sintiera mejor. Cuando hablábamos de números, era de centímetros y porcentajes de grasa, más que de "peso". Sólo quería que estuviera más saludable. Y lo estaba.

También llegué al punto en el que ya no sentía que debía luchar o sufrir por este plan alimenticio. El esfuerzo pasó a un segundo plano. Comía alimentos basados en plantas. Nada más. Caminaba dos veces al día con Peety y los fines de semana hacíamos caminatas más largas. Trabajaba.

Probaba nuevas recetas de vez en cuando. Mantuve a mi señora de la limpieza, aunque Peety ya no era tan desastroso como al principio, y la contraté para sacarlo a caminar cuando yo salía de la ciudad por trabajo (no soportaba la idea de dejar a Peety en una perrera). Mi hogar era el suyo y merecía quedarse ahí. Anhelaba que hubiera algún modo de llevarlo conmigo en viajes, juntas y demás, pero estaba seguro de que el mundo de los negocios no aceptaría la presencia de un perro de veinticinco kilos. Así que evitaba los viajes o los hacía lo más rápido que podía.

Conforme pasaron los meses estas cosas se volvieron mi rutina. Eran mi vida. Perder peso sólo parecía el producto de todo eso, más que la motivación principal.

De hecho mi forma de vivir con Peety se convirtió en una rutina al grado que ni siquiera me di cuenta de que cumplí seis meses con la doctora Preeti. Estaba sorprendido cuando entré a su oficina y me dijo que era mi última consulta semanal prepagada. Desde entonces reduciríamos las visitas a una al mes, me dijo, si me sentía cómodo con eso.

Estaba triste. Me gustaba ir y contarle sobre todo lo que comía, a dónde había ido, lo bien que se encontraba Peety y lo maravilloso que me sentía yo. Pero claro, también lo tomé como un gran reto: la doctora Preeti sentía que era momento de dejarme por mi cuenta. Dijo que la revisión mensual era importante hasta que alcanzara un peso saludable, pudiera quitarme todos los suplementos y mi circulación funcionara normal. Aunque mi circulación ya funcionaba normal.

En menos de seis meses dejé de tomar todas las medicinas que me prescribieron. Me quitaron la insulina. Mi colesterol bajó de 400 a 120 y mi presión de 170/100 a 100/60. Con cada medicina que la doctora Preeti me quitaba me sentía mejor que antes. Juro que la mitad de mis problemas, incluyendo algunos de mis dolores en articulaciones, molestias del estómago, intestinos, problemas de sueño, fatiga, dolores de cabeza y más, no eran más que efectos secundarios de las medicinas que estaba tomando para mantenerme vivo en ese estado de obesidad mórbida. Me convertí en un comercial humano que apenas podía respirar y anunciaba la larga lista de efectos secundarios que las compañías nos advierten en la publicidad de los nuevos medicamentos.

Aún tenía sobrepeso. Aún tenía un largo camino que recorrer para llegar a una complexión estándar. Pero a los seis meses de revisión con la doctora Preeti me paré con los pies desnudos sobre esa báscula médica. En la base de metal negra y fría vi su péndulo blanco, sobre la regla marcada, que se balancea de un lado a otro para determinar tu destino. Observé cómo movió la marca y la fue bajando y bajando, más de lo que alguna vez la bajó en mi presencia, tanto hasta que llegó a los noventa y cinco kilos.

En apenas seis meses, sólo siguiendo las órdenes de la doctora (que en resumen implicaban comer alimentos deliciosos y hacer caminatas con el perro que amaba y me amaba), perdí lo que pesa una mujer saludable de metro y medio de altura. Cargué el peso de un ser humano adulto. Lo busqué en internet y descubrí que cincuenta y cuatro kilos equivalen a cargar diez galones de pintura en la cadera o ciento cincuenta latas de sopa. Algunos de los aparatos que vendía pesaban menos que la cantidad de peso que perdí en el curso de esas veinticuatro semanas.

Pensé en todos los planes alimenticios que intenté alguna vez y me sentí como un tonto. Engañado. *¿Por qué nadie me dijo de esta solución basada en plantas? ¿Por qué esta dieta prescrita por la doctora Preeti no está en boca de todos? ¿Por qué los doctores no nos hablan de lo efectivo que es este cambio de dieta? ¿Por qué la gente normal no sabe qué tan efectiva y simple es?*

Intenté no enfocarme en los números. La pérdida de peso era sólo un efecto secundario de la alimentación saludable y el ejercicio. Lo sabía. Aun así: ¿Casi sesenta kilos?

Mis ojos se llenaron de lágrimas mientras estaba parado ahí.

—Gracias —le dije.

—Bueno, gracias a usted por ser tan buen paciente, Eric. De verdad tiene que agradecerse. Usted tomó la decisión y el compromiso de llegar tan lejos.

—Pero no podría haberlo hecho sin usted —le dije.

—Estoy feliz de ver que se siente mejor. Y espero que continúe.

—Oh, sí, lo haré. Sin duda. Las cosas nunca jamás volverán a ser como antes.

—Sólo recuerde que importa mucho lo que hace cada día. Me encanta escuchar que está haciendo caminatas largas los fines de semana, pero siga haciéndolo dos veces al día, por treinta minutos. Ésa es la clave. Sea constante y no intente compensar el tiempo perdido de algunos días caminando el doble o triple después.

—Está bien —dije.

—Y cuando ya no lo vea cada semana, intente mantenerse como si viniera conmigo. Tal vez quiera comprarse una báscula si lo considera un motivante. Siga comiendo bien, claro. Si se aburre con los alimentos, asegúrese de probar cosas nuevas. Siempre hay algo que experimentar sin volver a los viejos hábitos.

—No voy a volver, lo prometo. Ni siquiera quiero. Ahora huelo una hamburguesa y no me gusta el olor —le dije—. La idea de comer carne me desagrada. De hecho estoy planeando tomar clases de cocina basada en plantas o algo así. No quiero aburrirme con las opciones de comida, ¿sabe? Quiero aprender a cocinar bien de verdad, para prepararle platillos a Peety. Le encanta la comida que preparo.

—¡Bien! Me alegro por él. Haga cualquier cosa que lo mantenga comprometido. Y las clases de cocina también son una actividad social, sobre todo si es de grupo. Compartir recetas y alimentos con otros, cocinar juntos, no sólo con Peety sino con otras personas con gustos e intereses similares, eso le ayudará a seguir el camino.

—Sí —dije—. Espero que no piense que es raro que cene con mi perro casi todas las noches.

—No, no estoy diciendo eso. Pero, usted sabe, ¿no ha pensado en unirse a algún grupo social, salir con alguien otra vez o algo así?

—No. No en realidad. Quiero decir... No estoy en forma como para llamar la atención de alguien, sabe. Aún me falta mucho...

—No se menosprecie, Eric. A veces la manera en que nos percibimos no coincide con lo que el resto del mundo ve. Tal vez le tome mucho tiempo para ponerse al corriente y dejar de verse como era, porque ya no es la misma persona en muchos sentidos. Mire todo lo que hizo, la remodelación, la carpintería...

No lo creía. Aún no estaba listo para salir con alguien. Estaba seguro de que ninguna mujer se interesaría en mí. Pero tenía más motivos, además de mi peso, para mantenerme lejos de las citas. Había algo en mi cuerpo que no tenía sentido para mí, aún lo encontraba grotesco y vergonzoso. Pensé que tendría que lidiar con los pliegues de piel extra después de perder peso tan rápido, pero no fue el caso. Supongo que tuve suerte en ese sentido, como algunas mujeres que tienen en su genética la capacidad de recuperar su figura después del embarazo sin ninguna marca. Mi piel parecía encogerse de forma proporcional a la cantidad de kilos que perdía. Pero no era eso, era algo más.

No estaba listo para compartirlo (ni siquiera con la doctora Preeti). Me tomaría otro par de meses y el error de ver a otro médico para atender el problema, antes de hablar sobre eso. Sabía que no tenía oportunidad de acercarme a una mujer, si eso no desaparecía primero.

Aun así, apreciaba lo que me dijo la doctora Preeti. Una vez más me dio esperanzas de poder encaminarme a una vida normal.

Esa tarde, cuando salí de su consultorio, no me sentía triunfador. Dudaba cuándo acabaría todo, la baja autoestima, el sufrimiento... Parecía que siempre que todo iba bien, algo nuevo y terrible aparecía.

Intenté tranquilizarme con las Escrituras. Todavía guardaba la Biblia junto a mi cama. La abría de vez en cuando, sólo para recordarme el poder de esas palabras. Recordé el salmo:

Espera con paciencia al Señor;
Sé valiente y esforzado;
Sí, espera al Señor con paciencia.

Salmo 27:14 (NTV)

Ya en el estacionamiento no me contuve y lloré en mi auto. Ahí estaba, cincuenta y cuatro kilos más ligero, pero sintiendo que mi cuerpo me traicionaba.

Bajo mi ropa, mi psoriasis crónica crecía cada vez más. Se expandió, picaba y dolía. Su aspecto escamoso me hacía sentir como un reptil. Y el lugar en el que estaba era muy cruel, como si fuera un castigo de Dios mismo.

La grotesca traición de mi propia piel me hizo dudar de mí. De mi habilidad para seguir. Me preguntaba si todo valía la pena. Pensé en Peety y respiré profundo. Sabía que no podía abandonarlo. No podía retirarme. No era tan malo como para pensar en el suicidio. Esos pensamientos no rondaban mi cabeza desde que vi la luz. Pero no sabía cómo escapar del horrible sentimiento de que había algo muy mal en mí.

Quería ser paciente. Sabía que debía continuar. Me emocionaba llevar a Peety a San Francisco ese fin de semana y recorrer todo el lugar con él. Deseaba llevarlo conmigo a todas partes.

Cuando estaba lejos de él lo extrañaba. Y en esos momentos me sentía como flotando en el espacio, como antes: solo, aislado, desconectado del mundo.

En uno de los viajes cortos de negocios que hice desde que llevé a Peety a casa, pasé cada hora libre encerrado en mi cuarto de hotel. Pedí servicio a la habitación, aunque supiera que no había ninguna opción para mí además de ensaladas y papas. A veces me costaba mucho trabajo explicarle al personal de la cocina lo que significaba "vegano". Es decir, "no cocinen mis papas con mantequilla ni le agreguen mantequilla, crema, queso o algo". Incluso después de eso, a veces tenía que devolver la comida. Esparcían queso sobre mi ensalada, le ponían crutones y aderezos hechos con huevos (con todo tipo de ingredientes artificiales).

Si llevara a Peety a todos esos viajes su presencia haría todo más fácil. Nada podía vencerme mientras pudiera ver sus ojos.

Tenía mucho que agradecer. La mayoría de los días estaba feliz de verdad. Y aun así, a mi felicidad le faltaba algo. Más que nunca y por primera vez en dos décadas deseé tener a alguien más para compartir. Sólo Peety y Sally, mi señora de la limpieza, habían visto el trabajo que hice en mi condominio. Claro, le mostré a la doctora Preeti algunas fotografías de mis nuevas repisas y lo bien que quedó la pintura, pero era todo. Salvo las sonrisas y saludos de mis nuevos amigos en el barrio de Mario no tenía mucha interacción con otros seres humanos. En especial cuando Peety no estaba conmigo.

—Dios —recé—, por favor, déjame tener una vida normal.

Esa tarde manejé a casa repasando los años de mi vida, intentando recordar cuándo fue la última vez que me sentí "normal".

Dios mío. De verdad tiene mucho tiempo que dejé de saber qué es la gloria de la normalidad.

Capítulo 11

Gordotitlán

—¡Gordo! ¡Gordo! ¡Ve por la pelota!

Tim era el chico más atlético de todos. Yo jugaba de jardinero central en un partido de futbeis en la clase de deportes. Iba en tercero de primaria. Tim pateó la pelota de goma roja sobre mi cabeza y voló hasta afuera de la cerca de malla ciclónica.

De pronto todos los niños se unieron a su grito:

—¡Ve por ella, Gordo! ¡Vamos, Gordo!

Me di la vuelta y caminé hacia la cerca lo más rápido que pude mientras Tim se robaba las bases. La reja no era muy alta, como de mi tamaño, sólo servía para marcar el perímetro del campo. Pero para mí era como la Muralla China. Me tomé de la parte superior y metí el pie en un hoyo en forma de diamante, pero el pasto estaba húmedo. Mi tenis resbaló en cuanto le puse peso encima. Intenté sujetarme de la parte superior de la cerca y lanzar mi pierna sobre ella para poder elevarme, pero mi pierna no llegaba tan alto.

—¡Vamos, Gordo! —gritaban.

Sentí cómo mi piel enrojeció mientras puse las manos en lo alto de la cerca y saltaba, intentando levantarme con ambos brazos como si fuera la barra fija de las Olimpiadas. Me mantuve ahí por unos segundos, mis pies se sacudieron para intentar tomar impulso de algún hoyo. No me importaba si giraba y me caía al piso, lo importante era cruzar la cerca.

Pero no pude.

En el tiempo que me llevó intentarlo Tim le dio vuelta al campo, tocó base, ganó el partido y corrió hacia el jardín central. Sin parar ni dudar llegó volando a la cerca, estiró un brazo hacia adelante y se lanzó hacia la bola. Aterrizó sobre sus pies, recogió la pelota y la lanzó tan fuerte que llegó hasta el otro lado, a las manos del profesor que se encontraba en el montículo del pitcher.

No estoy seguro de lo que pensé en ese momento. No fue un instante fundamental para mí o algo así. No lloré. Los niños no se burlaron de mí con descaro. Era un día como cualquiera de tercero, como cualquier otro día en el que no pude hacer algo por mi sobrepeso.

El profesor de deportes no regañó a nadie por llamarme Gordo porque todos me decían así. Era sólo un apodo. *Como todos los apodos*, pensaba.

Yo era Gordo.

Mis padres se divorciaron cuando tenía doce años y mi mamá se mudó a otra casa. Mi papá tenía tres trabajos y siempre estaba fuera. Se aparecía para llenar el refrigerador con comida y después se iba otra vez. Estoy seguro de que estaba ahí más veces, pero ninguno de nosotros lo supo. Después del divorcio se convirtió en un Don Juan. Siempre tenía una mujer nueva. Y con la ausencia de supervisión adulta, nosotros, los siete niños (mis dos hermanos y los otros cuatro que adoptaron mis padres cuando la hermana de mi mamá murió), nos convertimos en rufianes. No voy a entrar en detalles de cómo fue, pero los problemas parecían perseguirnos. Esto pasó en el Área de la Bahía de San Francisco en los años sesenta y principios de los setenta. Fumar marihuana era algo muy común para los niños que conocí. De hecho empecé a fumar cigarrillos y marihuana cuando tenía trece. Pero con nosotros todo iba más allá que una simple rebelión de adolescentes. Vi dinero, armas y sólo diré que mi pandilla se robó un auto en más de una ocasión.

La única paz que encontraba estaba en los brazos de mi novia. Jaye era un año más joven que yo y, por mucho, la persona más comprensiva y amorosa que conocí. Los dos nos escapábamos de la escuela de vez en cuando para pasar el día juntos. Crecí algunos centímetros durante mi primer año de preparatoria, así que no era tan regordete como en el pasado, pero tampoco era tan esbelto como el resto de mis compañeros.

A Jaye eso no le importaba. Me veía como si fuera el tipo más atractivo que hubiera visto. Me amaba sólo por ser yo. Y yo la amaba a ella.

Salimos durante dos años. De hecho nos habríamos casado si el destino no nos hubiera separado.

Cuando teníamos diecisiete años mis amigos se involucraron en malos pasos. Vi el camino que estaban tomando y supe que necesitaba encontrar uno diferente. Si no me alejaba de eso terminaría muerto o en la cárcel. Entonces me uní al ejército. Me alejé de casa lo más que pude. Terminé en Alemania y odié cada minuto de ese periodo. Jaye y yo perdimos contacto mientras el ejército ponía mi cuerpo en forma a la fuerza. Me puse "saludable" porque la comida era terrible (la detestaba) y me obligaban a realizar ejercicios extenuantes todos los días.

Odio confesarlo, pero eso no es para nada "saludable". Es tortura.

Cuando por fin regresé y salí del ejército viajé pidiendo aventón por todo el país hasta acabar en Kansas. Encontré un trabajo pintando torres de agua por doscientos treinta y cuatro pesos la hora. Era el principio de los años ochenta, así que significaba mucho dinero. Pero el trabajo era duro y peligroso. Trabajaba a treinta metros de altura, dentro de un tanque de acero que estaba a casi 50 °C, usando pintura epóxica. El vapor que emitía era tan malo y la ventilación tan pobre que terminaba alucinando.

El empleo no duró mucho, pero sí me dejó una gran lección: supe que, si podía evitarlo, nunca más haría trabajo físico.

Volví al Área de la Bahía y me di cuenta de que no tenía idea de qué hacer con mi vida. Supuse que necesitaba explorar. Así que fui a una oficina de empleo y les dije:

—Quiero trabajar, pero me gustaría que me pusieran en un trabajo diferente cada semana durante un año. Nunca el mismo trabajo si es posible.

La agencia lo logró. Estuve en cincuenta y dos empleos diferentes durante cincuenta y dos semanas y descubrí que había dos tipos de trabajo: los que te pagan por usar tu cuerpo, muchas veces bajo el sol, y los que te pagan por usar la mente. Éstos, por lo general, implican estar sentado dentro de un edificio cómodo, con aire acondicionado.

Elegí el segundo estilo de vida.

Después de algunas pruebas y errores en diferentes compañías descubrí que era muy bueno para las ventas. Podía hablar con las personas, escucharlas, llevarme bien con ellas, reír y ayudarlas a entender que lo que les ofrecía era lo mejor para ellas. Mi mayor motivación en la vida se convirtió en ganar mucho dinero con el menor esfuerzo posible. Las ventas en sí no eran trabajo de verdad. Eran divertidas. Lo difícil era lidiar con jefes, los dolores de cabeza y las órdenes que te dan otras personas tratando de controlarte y hacerte sentir menos. Odiaba sentirme así. Después del ejército esperaba que nadie me dijera qué hacer de nuevo. Sé que es un tanto imposible, pero me esforcé para que mi vida laboral fuera de otra forma.

Al final me di cuenta de que el mejor trabajo de ventas en el mundo era ser vendedor en la costa oeste para una empresa con sede en el este. De esa forma tienes todo el respaldo de la corporación y la cuenta de gastos necesarios para realizar el trabajo, pero lo haces a tu ritmo, organizando tus propios horarios con visitas ocasionales de tus jefes o gerentes, y los *muy* raros viajes al lejano corporativo. Me pareció que la industria de los bienes de consumo me ofrecía mejores oportunidades y a eso me dediqué.

Hice mucho dinero y mi cuerpo abusado por el ejército duró hasta finales de mis veintes. Era un joven guapo, con dinero para despilfarrar y mi vida amorosa era ardiente. Me divertía. Pero ese salto de persona en persona pronto se vuelve muy aburrido. Y por los viajes que tenía que hacer para la compañía nunca estaba en un solo lugar por mucho tiempo.

Comencé a pensar en una vida más estable. Tal vez una esposa. Pero también quería una buena vida. Una en la que no tuviera que preocuparme por el dinero todo el tiempo (como mis padres). No estaba seguro de cómo tener ambas cosas.

En las fiestas y bares siempre evitaba preguntas como: "¿Dónde estudiaste?" A veces sentía que era el único hombre en California sin una licenciatura. Las mujeres que me atraían se decepcionaban cuando les decía que no terminé la escuela. Mi falta de título estaba retrasando mi vida y carrera. *¿Qué clase de mujer querría casarse con un hombre sin educación como yo?*

No sabía nada sobre la admisión a una universidad. No tenía idea de cómo aplicar o si un hombre como yo todavía podía entrar. Así que usé mis habilidades de vendedor e hice algunas llamadas. Terminé concertando una cita con el director de la Universidad Estatal de San José. Me habló del College Level Examination Program, en el que si pasaba unos exámenes que medían los conocimientos del primer año me aceptaban.

Era todo lo que necesitaba saber.

Estudié hasta el cansancio. Leí y leí. Me compré y trabajé con libros como *Aprende a hacer divisiones y fracciones largas*. Acabé enseñándome todas las matemáticas que nunca me molesté en aprender durante la preparatoria y cuando hice los exámenes ¡los pasé todos! Aprobé el primer año. Durante los siguientes, mientras mantenía mi trabajo como vendedor, trabajé muy duro y conseguí mi título con mucho estilo: me gradué con honores y fui el mejor de mi generación.

En ese punto, tenía opciones. Decidí que los hombres que en verdad hacen dinero (pierdan o ganen y sin importar el estado de la economía) eran los abogados. ¿Y qué son los abogados si no agentes de ventas que convencen a los jueces y jurados de comprar lo que están vendiendo? Era una combinación perfecta.

Apliqué para la escuela de leyes y me aceptaron en las dos opciones: Stanford y Emory. Debí irme a Stanford, habría tomado otro camino, creo. Pero la Universidad Emory me ofreció una beca completa: todo pagado durante mis años de escuela, incluyendo colegiaturas, libros y gastos regulares. Todo lo necesario para acabar y tener éxito. Era un regalo demasiado bueno como para dejarlo pasar. Así que empaqué mis cosas y me fui a Atlanta.

Cuando presenté el examen de grado estaba más que gordo. Iba directo a la obesidad.

Después de mi primer año en Atlanta, trabajando en una de las firmas de abogados más grandes del mundo, descubrí que odiaba obedecer y seguir órdenes. Detestaba responder a los jefes (que sólo me probaban) mientras trabajaba más de doce horas al día para escalar un puesto en la compañía. Ya no tenía veinte años ni ganas de trabajar duro por ocho o diez años con la esperanza de convertirme en socio. Así que decidí seguir por mi cuenta. Abrí mi propio despacho y me construí un nicho defendiendo traficantes de drogas. Supuse que sería una fuente inagotable de clientes y sabía bastante sobre ese mundo después de mis años de adolescente.

Dejé mis tarjetas de presentación en cada caseta telefónica de todos los barrios bajos de la ciudad. Me aseguré de que mis clientes anotaran mi número al lado de todos los teléfonos de monedas en la cárcel antes de salir libres. En poco tiempo cualquier traficante de drogas en Atlanta me buscaba. Ganaba dinero a montones. Manejaba un Chevy convertible morado con rines brillantes (así nunca pasaba inadvertido) y compraba grandes cubetas de pollo frito en Popeye's para comer camino a las visitas a mis clientes (en la cárcel).

El único problema fue que me empecé a enfermar. Pronto mi peso subió a ciento trece kilos. Me dolían mucho las rodillas y tenía que sentarme incluso cuando debía estar de pie en los juzgados. Tenía dinero y un seguro médico, así que fui a ver a algunos doctores para que me ayudaran. Me sugirieron dieta y ejercicio. Después remplazaron los consejos por una receta médica. Empecé con Adderall, pero los resultados eran mínimos. Estaba tan desesperado por perder peso y dejar de sentirme miserable que cuando volvía con el doctor le pedía algo más fuerte. Lo cambió por Ritalin, después Dexedrina, luego Desoxyn, que es la forma legal de la metanfetamina.

Aun así, nunca me dieron suficiente como para que perdiera peso.

Mis clientes eran traficantes de drogas.

Pueden ver a dónde va esto.

Un día, hablando de mis problemas de sobrepeso con una clienta, me ofreció un poco de su producto. La metanfetamina que me dio funcionó igual que la recetada, pero mi reserva era ilimitada. Así que tomé cuanta quise. Empecé a deshacerme del peso. También disfrutaba de la euforia de drogarme y olvidarme de mis problemas y el dolor. Pronto el peso se volvió un motivo secundario. En poco tiempo quería y necesitaba estar siempre drogado.

Cuando representas a traficantes de drogas aprendes que la policía, la DEA y los fiscales tienen todo bien montado. Construyen los casos a costa de los traficantes que se delatan entre sí. Pueden ir con un magistrado y llevarle pruebas insuficientes para establecer probables causas y obtener órdenes judiciales con relativa facilidad. Y si no tienen ganas de molestarse con una orden judicial, inventan escenarios para detener y catear a quien quieran. Es un negocio horrible perpetuado por un sistema descompuesto. Odiaba ese sistema. Mientras estaba drogado empecé a dar seminarios para adictos. Les enseñé a nunca hablar con policías y cuáles eran sus derechos. Les di un montón de tarjetas para que las llevaran siempre, de esta forma, si alguna vez los detenía un policía, podían entregar al oficial una de las tarjetas e invocar su derecho a un abogado sin decir una sola palabra. Decidí romper el sistema para quebrar "al jefe" y ayudar a las personas comunes a tener un poco de poder.

No es necesario agregar que esto no hacía felices a las autoridades locales.

En poco tiempo me convertí en un blanco.

Convencieron a una de mis clientas en una negociación de condena y ella me entregó. Me delató para poder librarse de un arresto y pagar fianza.

Un día salí del juzgado para encontrar mi convertible morado rodeado de policías. Supe que era el final. Tenía unas cuantas anfetaminas de uso personal en el bolsillo, los policías las descubrieron y me tiraron al piso a punta de pistola.

Acabé negociando un trato para mí. Acepté el castigo que me mantendría fuera de la cárcel mientras conservaba mi integridad. Renuncié a mi licencia como abogado y acepté un alegato por primera ofensa bajo la ley de Georgia, lo que significaba que, ya que cumpliera con mi libertad condicional, tendría de vuelta todos mis derechos civiles y podría declarar, por ley del estado, que nunca me condenaron por ningún crimen. Podría seguir trabajando y, con el tiempo, aplicar para recuperar mi licencia si así lo quería. Pero no quise. Vendí todo lo que tenía, incluido el Chevy morado. Compré un boleto para San Francisco y me fui a casa... a empezar de nuevo.

Pasé el siguiente año en quiebra, desempleado y lamentando mi situación. Mandé mi currículum más de quinientas veces sin recibir respuesta. Imaginé que nadie quería contratar a un abogado despedido y bajo libertad condicional. Era muy difícil de explicar así que quité la parte de "abogado durante cinco años" de mi currículum. Fui reduciendo el poco dinero que tenía en el banco hasta que ya no tuve más. Es muy fuerte pasar de tener mucho dinero a estar en completa quiebra. Por fin, cuando me quedé sin comida y estaba a punto de ser desalojado de mi cuarto de hotel, decidí volver al único campo que conocía: las ventas. Sabía que no podía empezar desde arriba, lancé una moneda para decidir entre Home Depot o Fry's Electronics. Ganó Fry's. Entré con la cabeza gacha y en dos meses me abrí camino como agente de ventas, luego gerente de departamento y por último encargado de compras para treinta y cuatro tiendas. Después de dos años en Fry's conseguí un trabajo en el área de ventas en una gran productora de electrodomésticos.

Sin las drogas para perder peso ni el deseo de volverme a enganchar de nuevo mi peso subió al doble de como estaba en Georgia. Mi metabolismo colapsó cuando cumplí cuarenta. Perdí la opción de comprar en Nordstrom. Superé los ciento treinta y seis kilos. Caminar me lastimaba. Volar me lastimaba. Acostarme en cama lastimaba.

Me mudé a mi nueva caja blanca, un condominio en el este de San José... y cerré la puerta.

Como dije, pasó mucho tiempo desde la última vez que disfruté algo cercano a eso que mucha gente llama "normal".

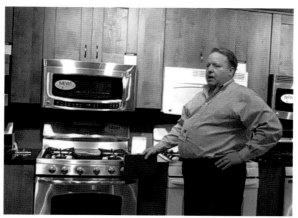

Foto de Eric "antes". Tomada en 2010 cuando pesaba ciento cincuenta y cuatro kilos, un día antes del vuelo en avión que cambió todo.

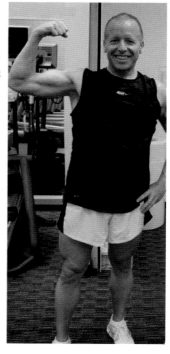

Foto de Eric "después". Tomada en 2011, sintiéndose feliz y seguro en el gimnasio.

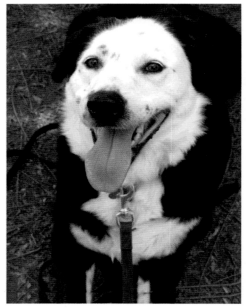

Peety feliz y orgulloso en el Penitencia Creek Park después de secarse (había saltado al estanque de los patos).

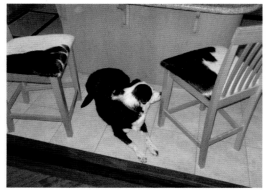

Peety posando junto a los muebles que Eric retapizó para que combinaran con su pelaje. Foto tomada en su condominio en San José, California.

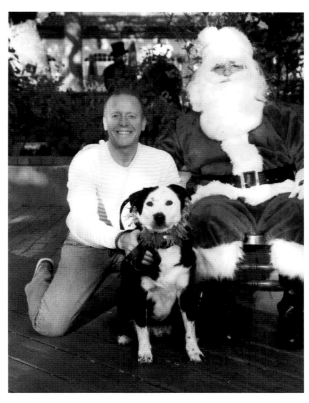

Eric y Peety en el evento anual de Santa Claus, organizado por la Sociedad Protectora de Animales de Silicon Valley para adoptar mascotas en Los Gatos, California.

Eric y Peety se abrazan en una de las cenas para juntar fondos en 2012 (créditos Michele Taylor Cehn).

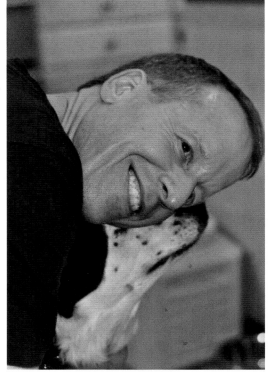

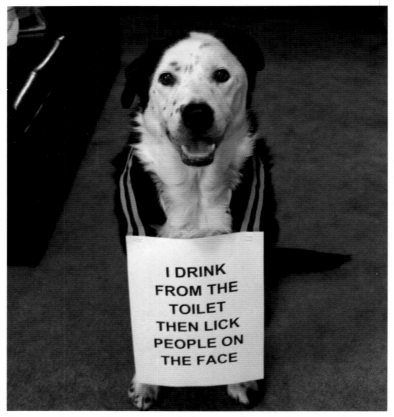

[Letrero de Peety] Tomo agua de la taza y después lengüeteo la cara de la gente.

Peety y su letrero de advertencia en 2013.

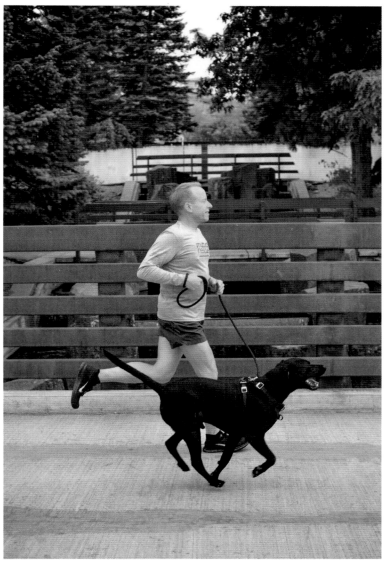

Eric y Jake corriendo hacia el final en Spokane, Washington, en 2016 (crédito Vanessa Mathisen).

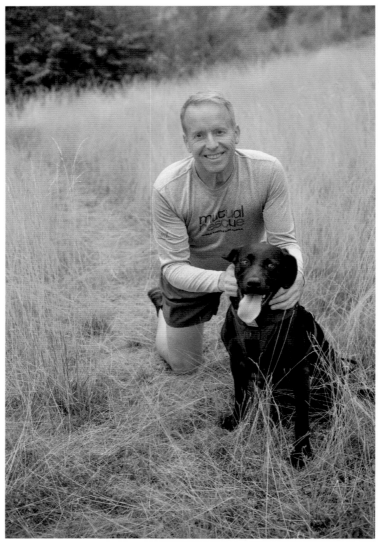

Eric y Jake posando para la portada de una revista en 2016
(crédito Vanessa Mathisen).

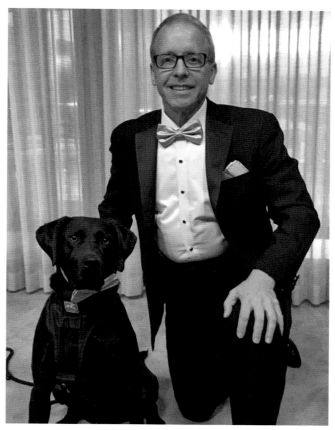

Eric y Jake en el evento de Tuxes and Tails de la Sociedad
Protectora de Animales de Seattle en Bellevue,
Washington, en 2016. Modelaron en la pasarela.

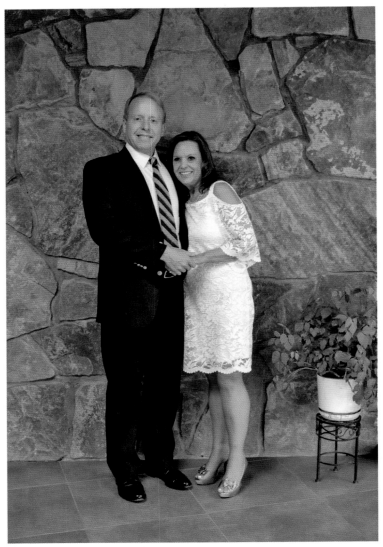

Boda de Eric y Jaye en la iglesia de Santa María en 2017, Spokane Valley, Washington (crédito Vanessa Mathisen).

CAPÍTULO 12

El puente

Durante seis meses hice todo tipo de descubrimientos, pero luego caí en un bache. En lo que se refería a comida, topé con pared.

Empecé a preparar los mismos platillos una y otra vez porque eran fáciles. En especial la pasta. No la de trigo, sino de arroz. Mi marca favorita era Tinkyada, sabía igual que la pasta regular, pero sin gluten y con todos los nutrientes del arroz integral. Preparaba mi salsa de tomate para estar seguro de todos los ingredientes, compraba tomates frescos de temporada o en frasco para evitar el bisfenol A de las latas. Mientras más leía del sistema alimenticio, peores me parecían las cosas preempacadas. Me sorprendía saber cuántos alimentos tienen químicos y otros ingredientes que, se sospecha, son cancerígenos. ¿Por qué querría consumir eso, incluso en cantidades pequeñas, después de esforzarme tanto en estar saludable?

Mi salsa era muy buena. De hecho, preparaba una variedad increíble de salsas, pero empecé a caer en la rutina.

También se me complicó incorporar algunos vegetales a mi dieta. Cuando era niño casi nunca comía verduras y, cuando lo hacía, por lo general eran enlatadas. Eran pastosas, sabían a metal y las almacenaban por años. El recuerdo de esos olores y sabores era difícil de olvidar. De hecho, a veces los vegetales eran un castigo. Así que algunas de las verduras desencadenaban malos recuerdos en mí desde muy joven. Cuando las olía o intentaba comerlas sentía verdaderas ganas de vomitar.

Las coles de Bruselas eran unas de ellas. No puedo comerlas hasta la fecha. Nunca me gustaron las alcachofas. No era fanático de la coliflor. Detestaba la berenjena, era viscosa y no entendía por qué a alguien le gustaría comer eso. Esas aversiones dificultaron la incorporación de las nuevas verduras parecidas que se cruzaban en mi camino al cocinar. Necesitaba empezar de cero. Aprender a tomar cualquier cosa de mi caja de alimentos frescos (o de cualquier otro lugar) y convertirla en algo nutritivo y delicioso. Llegué al tope de mis habilidades como cocinero y ahora requería unas clases.

Decidí llevar a Peety conmigo a algunas citas de trabajo. Me dirigía a Berkeley, hogar de la famosa universidad liberal, la capital mundial y meca del veganismo. Supuse que podría preguntar por ahí y alguien me enseñaría una o dos cosas sobre cocina vegana. Había restaurantes y cafés por toda la ciudad con múltiples opciones vegetarianas y veganas en sus menús. Peety y yo nos saltamos el desayuno en casa para poder ir a comer a alguno de esos grandiosos lugares.

Hice una parada en uno de mis almacenes antes de buscar comida y llevé a Peety. Le había contado de él a todo el personal varias veces, así que estaban muy contentos de verlo. Se acercaron desde la caja para acariciarlo. Acababan de abrir, así que no había clientes en el lugar. Pensé que a nadie le importaría y tuve razón.

Peety caminó por el almacén de cuatro mil quinientos metros cuadrados, lleno de cajas de metal y máquinas, olfateó todo a su alrededor en busca de otro perro detrás de las filas de refrigeradores y estufas. Parecía un poco desconcertado por no encontrar nada. No hay muchos lugares en el mundo en los que pueda entrar un perro y no encontrar el rastro de otro animal. Debió ser confuso para su nariz y el resto de sus sentidos.

Fue muy lindo ver las sonrisas de todos mientras veían a Peety olfateando por ahí. La energía de toda la tienda cambió en cuestión de minutos.

Sin importar cuántas veces ocurra, jamás me cansaré de ver el efecto positivo que tiene un perro en un ambiente que suele ser frío y estéril.

Mientras me preparaba para irme, el gerente me llamó a su oficina, en la parte trasera. Era algo inusual. Se veía muy serio.

—Mira, Eric, sólo quiero que sepas que lo siento mucho. Y si hay algo que pueda hacer aquí, ya sabes, para facilitarte las cosas o ayudarte de alguna forma, me gustaría hacerlo...

—¿De qué hablas? —le pregunté.

—Sé que no lo mencionas mucho, pero los chicos comentan... y alguien explicó por qué perdiste peso. Quiero decir, perdí a mi madre por el cáncer hace sólo dos años. La vi marchitarse antes de morir. Así que sé lo difícil que es pedir ayuda, pero...

—Amigo —le dije—, no tengo cáncer —el pobre tipo se puso blanco como una hoja de papel—. ¿La gente está diciendo eso de mí? No, no, no. Para nada, hombre.

—Bueno —dijo—. Lo que sea que pase, yo...

—No estoy enfermo, Bill. Estoy más saludable que nunca en mi vida. Sólo estoy comiendo muy bien y haciendo ejercicio.

—¿En serio? —preguntó con los ojos llenos de asombro y vergüenza—. Oh, amigo, eso es... es... es una gran noticia.

—Sí, lo es.

Me reí y él también soltó una carcajada.

—¿Por eso todos están tan callados cuando vengo? Pensé que algún otro vendedor les habría contado algún chisme negativo sobre mí o que pensaban retirar nuestra marca de la tienda —dije.

—No, no. Para nada, disculpa. Fue un malentendido, supongo. No lo sé. Ya sabes cómo habla la gente. Es que te ves tan diferente. Quiero decir, creo que nunca vi a nadie perder peso tan rápido. ¿Me explico? Sólo en la televisión, como en *The Biggest Loser* o algo así.

—Dios, ¿me veo enfermo para ustedes?

—¡No! Ésa es la cuestión. Estábamos hablando de lo bien que te ves. Ronny dijo: "Si hubiera perdido peso por algo que no fuera tan triste, ¡el hombre estaría de fiesta!"

Me reí de eso y él también.

Ronny el tonto, el mayor bromista que conocí, hacía de las suyas otra vez.

—¡Guau! —ladró Peety.

—Shhh, shhh... Está bien, hijo —le dije a Peety, lo acaricié y le rasqué detrás de las orejas—. Bueno, no estoy enfermo. Para nada. Es mejor que le consiga algo de desayunar a Peety. Por favor dile al resto de los chicos que estoy bien. Mejor que bien. Me va de maravilla, ¿sí?

—Seguro, Eric. Disculpa el malentendido. Estoy muy contento de que estés sano.

—¡Sí, yo también!

Llevé a Peety a un café vegetariano una calle arriba. Era un día hermoso, así que nos sentamos en un lugar al aire libre en el que podía atarlo a mi silla y mantenerlo tranquilo bajo la mesa. Estaba a gusto con la gente, pero todavía ladraba y jalaba su correa cuando otros perros se acercaban. Tomé una mesa lejos de la banqueta para que no pudiera ver, pero de todos modos se levantó un par de veces para ladrarle a otros perros y hacerles saber que ésa era nuestra mesa y me estaba protegiendo, así que mejor se mantenían lejos o les iría mal. Tuve que calmarlo más de una vez antes de ordenar.

Acabamos comiendo un plato que se veía y sabía casi como huevos revueltos, sólo que estaba hecho por completo de tofu. Apenas podía creer lo delicioso que era. Puse el plato de Peety en el piso y también lo devoró. Debía preguntarle al chef cómo lo hizo. La mesera fue amable y lo mandó a mi mesa. Él me explicó que sólo se trataba de cebolla picada y pimientos, cúrcuma para darle color, algo de sal, pimienta y paprika ahumada con caldo vegetal para el sabor.

—¡Es increíble! ¿No das clases de cocina?

—No, amigo. Estoy muy ocupado —me respondió.

—¿Conoces a alguien?

—Sí, de hecho, deberías buscar a Philip Gelb. Es un chef impresionante. Da clases y organiza unas cenas maravillosas en su estudio donde sirve comida y hay músicos tocando mientras cocina frente a ti. Es un tipo increíble.

—Gelb. Muy bien. Lo buscaré —le dije—. Gracias.

Peety y yo nos dirigimos a Paco Collars, un taller del que escuché por una mujer que conocimos en el Farm Park en San José. Su perro tenía un hermoso collar de piel y le pregunté dónde lo consiguió. "En Paco", me dijo, así que pensé en ir mientras estábamos en la ciudad.

Paco Collars se encontraba en un edificio rosa con toldo azul. Un gran letrero anunciaba: "Sí, una tienda sólo de collares para perro".

Adentro había un montón de hippies que hacían collares sentados alrededor de mesas. Era todo lo que hacían durante el día y lo único que vendían. Eran verdaderas obras de arte. Únicas. No eran baratas, pero quería lo mejor para Peety. Un collar hecho a mano con todo el cuidado del mundo parecía ir muy bien con nuestro renovado hogar y el estilo de vida que queríamos llevar. Así que Peety salió de la tienda luciendo un collar adornado con pequeñas piezas metálicas y finas turquesas. ¡Se veía muy guapo!

Ese día nos detuvimos a ver otros clientes. Hice algunas llamadas mientras dejaba que Peety jugara en un pequeño parque para perros protegido por una reja. Parecía saber que las zonas enrejadas eran como un Disneylandia para perros. Ahí, igual que en Petco, dejaba de trabajar y se divertía.

Después, preferimos pasar la noche ahí en lugar de sentarnos en el tránsito y manejar de regreso a casa. Encontramos un hotel apto para mascotas y me sorprendió que me cobraran 900 pesos sólo por dejar a Peety entrar al cuarto.

—Es en caso de que haya daño y por la limpieza extra —me explicó el empleado en la recepción.

Qué extorsión, pensé, *conozco a muchos humanos capaces de hacerle más daño a un hotel que un perro.*

Esa noche busqué al chef Philip Gelb en mi computadora y lo encontré de inmediato. Parecía una especie de leyenda, pero me confundí un poco. En ninguna parte de su blog de comida "Sonido y sabor" mencionaba que fuera un chef vegano. En su biografía decía: "Chef y músico, administra su propio negocio de banquetes y chef particular en el Área de la Bahía de San Francisco. Desde una cena para dos, hasta doscientos invitados. También organizamos cenas/conciertos dos veces al mes con músicos de renombre mundial en lugares íntimos de Oakland. ¡Cocina gourmet para todos!"

Philip tenía programadas algunas clases, los menús parecían vegetarianos, pero no estaba seguro. No quería inscribirme a una clase en la que me enseñaran a cocinar con queso o carne. Sería una pérdida de tiempo y dinero. Así que le mandé un correo electrónico para confirmar qué tipo de cocina enseñaba.

Al siguiente día Peety y yo nos fuimos a San Francisco. Cuando era adolescente trabajé un tiempo en la plaza Ghirardelli, en el malecón, así que conocía bien la zona. Se me ocurrió que sería un buen lugar para caminar. Quería mostrarle los lobos marinos y dejarlo experimentar la vista y los olores del muelle. También estábamos en una misión. Esperaba que aún abriera un mercado al final del malecón, cerca del Golden Gate. Antes había artistas locales cada fin de semana que vendían su trabajo a los turistas. Mi esperanza era encontrar pinturas a precios razonables que combinaran con nuestro hogar.

Peety estaba como en el cielo. Cada metro que caminábamos estaba lleno de exquisitos olores que lo mantenían yendo y viniendo de un lado al otro al final de la correa. Me jalaba como si fuera un niño en dulcería.

—Peety, Peety —le dije, me agaché y le pedí que se sentara cuando llegamos al muelle 39—. Escucha, chico —dije. En ese momento, un león marino lloró desde un pedestal de madera, Peety inclinó la cabeza de un lado a otro y me vio con los ojos bien abiertos—. Eso es un león marino, hijo. ¿Quieres verlos?

Peety se puso de pie y me jaló hacia el barandal. Metió la cabeza, observó a los leones acostados bajo el sol y cuando uno saltó al agua empezó a ladrarle. Eso molestó a los leones que empezaron a gruñirle de vuelta.

—Está bien, está bien. Vámonos —dije. Algunos turistas nos vieron como si estuviéramos haciendo algo mal, como si Peety tuviera menos derecho de estar ahí que los demás. ¿Y qué si ladraba? A nadie le importaba el ruido que hicieran los leones marinos. ¿Por qué mi perro no podía ladrar también? Para mí sonaba como una comunicación normal entre especies.

Todo el asunto me hizo reír. Cuando era niño nunca imaginé volver a ese lugar con un perro.

Seguimos caminando en dirección oeste hasta llegar a una serie de puestos y mesas de artistas locales. Vimos todo su trabajo. Peety y yo elegimos y regateamos por una hermosa pintura de colores que combinaban perfecto con nuestro tema español. Fue la primera obra de arte original que adquirí (además del collar Paco) y eso marcó el principio de lo que sería un proceso de dos años agregando toques artísticos a nuestro hogar.

Después de guardar la pintura en la cajuela del auto Peety y yo paseamos por un jardín público y nos sentamos a admirar la belleza del Golden Gate.

—¿Sabes, Peety? Nunca caminé por ese puente. En todos mis años viviendo aquí, y después de regresar, nunca crucé el Golden Gate. Tampoco fui a Alcatraz. Tal vez deberíamos hacer algunas de esas cosas, tú y yo. ¿Qué opinas? ¿Quieres caminarlo mañana?

Peety escuchó la palabra "caminar" y empezó a girar en círculos, ansiando ir.

—No ahora, chico. Ya hicimos mucho, pero durmamos aquí esta noche. ¡Hay que turistear juntos!

Encontrar un hotel apto para perros en San Francisco no fue tan fácil como en Berkeley. Algunas cadenas grandes tenían políticas de cero mascotas. Cuando por fin encontramos uno, nos cobró una tarifa adicional de ¡mil ochocientos pesos! Era el más caro de los cuartos (ya de por sí caros).

—¿Y cobran tanto por niños? —pregunté con sarcasmo.

El recepcionista se rio.

No tenía sentido. Peety era mi amigo, mi compañero. Mi hijo en cierto sentido. Hacía meses que lo llamaba "hijo" sin siquiera pensarlo. Pero era más que eso. Era mi conexión con el mundo. Lo necesitaba.

Me pregunté si esos hoteles cobrarían tanto o rechazarían un perro guía o de terapia. Me quedé pensando. Navegué por internet y busqué la ADA. Descubrí que los perros de servicio no eran expulsados de los hoteles, restaurantes, lugares de trabajo, espacios públicos o cualquier otro sitio. Los caseros no podían negarse a rentar un departamento o vender condominios a las personas con perros de apoyo emocional o de servicio. Seguí investigando y me enteré de que había una gran variedad de perros de servicio, desde los que ayudan a los veteranos a lidiar con los síndromes del estrés postraumático y los de terapia para niños autistas, hasta perros que ayudan a detectar convulsiones y síntomas de diabetes. Fue un momento de revelación que me hizo pensar en lo importante que son estos animales en las vidas de muchas personas.

Peety sin duda jugaba un papel muy importante en la mía. Y pensé: *¿Podría conseguir un permiso para Peety como perro de servicio y llevarlo a todas partes conmigo?*

La siguiente mañana Peety y yo cruzamos el Golden Gate. Paso a paso atravesamos una de las estructuras más grandiosas construidas por el hombre. Nos llevó un largo tiempo. Nos detuvimos a observar el agua. Vimos un enorme barco de carga pasar por debajo. Peety siguió el camino de cada gaviota que se alzó frente a nosotros. Nos paramos y compartimos un poco de fruta del otro lado del puente, después recorrimos el camino de vuelta. La experiencia fue asombrosa.

Estábamos cansados, pero ansiosos por seguir. Decidí que debíamos continuar con la tarea de ser turistas por un día y tomar un bote hasta Alcatraz. Caminé con Peety hasta la taquilla y la persona detrás de la ventanilla me dijo que no se permitían perros a bordo.

—Es muy bueno con la gente. Lo llevo conmigo a todas partes —dije.

Pero no lo permitieron. Entonces fuimos a comer. Había un restaurante Chipotle cerca, sabía que tenían opciones basadas en plantas y Peety lo disfrutaría. Por lo general ponían mesas afuera. Así que fuimos.

—Lo siento, hijo —dije—. Te prometo que haré lo posible para que un día puedas ir a donde quieras. Ya verás, volveremos e iremos a Alcatraz. ¿Está bien?

Me detuve y vi el puente que cruzamos juntos. Pensé en lo larga que parecía la caminata de mi puerta a la esquina y no pude creer cuánto cambiaron nuestras vidas en tan poco tiempo.

Peety me vio, el collar nuevo colgaba de su cuello y, de alguna forma, sentí que sólo era el comienzo.

Si pudimos hacer todo eso, si pudimos cruzar un puente gigante, ¿qué no podremos hacer juntos?

CAPÍTULO 13

A cocinar

Encontré una receta en internet para preparar un curry vegano de coco, camote, cúrcuma, canela, miel de maple y trozos de tofu horneado. Mientras la sartén se llenaba de todas esas maravillosas fragancias, Peety entró corriendo a la cocina con la nariz en alto y las fosas nasales resplandecientes.

—¿Te gusta cómo huele? —le pregunté. Empezó a respirar con emoción, moviendo la cola.

—¡A mí también! —exclamé.

Probé un poco directo de la sartén y estaba fantástico.

—Espera a que lo pruebes —dije.

Le daba pequeñas porciones de la mayoría de mis comidas, pero esa noche Peety quería una segunda porción. Me di cuenta de que estaba algo aburrido de los mismos frijoles, arroz y alimento vegano preempacado, igual que yo me había cansado de los productos generados por mis limitadas habilidades para cocinar. Me pregunté qué otras cosas podría hacer que disfrutáramos juntos.

—En verdad necesito encontrar clases de cocina para nosotros —le dije.

Al siguiente día el chef Philip Gelb me respondió el correo. Explicaba que la única razón por la que no usaba la palabra "vegano" en su sitio de internet era porque desanimaba a mucha gente. El cocinaba "comida". Claro, era fresca, basada en plantas, orgánica, libre de carne y lácteos, pero todo era "sólo comida". Por lo general a sus cenas llegaba gente que no tenía idea de que probaría comida vegana y algunos de esos clientes le decían que eran infelices o insatisfechos con lo que comían. "Buena comida es buena comida", escribió.

Qué gran actitud.

Volví a su página de internet y me inscribí a la siguiente clase. ¿Qué íbamos a preparar? Paella, un plato español de arroz que por tradición incluye mariscos o una combinación de pollo y carne, incluido conejo. Cómo había pensado hacer eso sin usar carne o algún producto de origen animal estaba más allá de mi entendimiento, pero me emocionaba averiguarlo.

Una tarea menos. Había dado un paso para derribar mi muro alimenticio. Incluso tomar la decisión de inscribirme en la clase me hizo sentir mejor.

¿Tarea dos? Hice una cita con un dermatólogo. Necesitaba encontrar una forma de aliviar mi psoriasis. Parecía que empeoraba cada día. Debía existir algo que pudiera hacer.

¿Tarea tres? Llamé a un psicólogo. La diferencia que sentía cuando estaba con Peety a cuando salía solo era problemática. Aumentaba de manera atemorizante. No estoy seguro de si era depresión, ansiedad, una combinación de las dos o algo diferente por completo, pero odiaba la forma en que me sentía cuando él no estaba conmigo. Me di cuenta de que era similar a un día cualquiera antes de que Peety llegara a mi vida. Malhumorado. A veces impaciente con la gente. En silencio la mayoría de las veces. Invisible. La diferencia con aquel entonces era que ahora tenía más información. Descubrí que había otra forma de vivir. Experimenté una probada de felicidad, dicha, conexión, relación con otro ser y supe que necesitaba ser capaz de mantener esa experiencia con o sin Peety a mi lado.

Sólo podía imaginar qué se sentiría relacionarse con un ser humano con casi tanto afecto y amor como ahora compartía con mi perro. Nunca lo había hecho. Jamás. Y sentí que sería bueno platicar con un profesional sobre la posibilidad de estar haciendo algo de manera inconsciente para mantenerme lejos.

Gracias a una cancelación de último momento logré ver al dermatólogo esa misma semana. Echó un vistazo a las áreas afectadas en mi pecho y espalda. Dijo que se veía como un caso avanzado, pero que había visto peores y era tratable con medicamento.

—Hay otra zona —le dije.

Me levanté y aflojé mis pantalones. Levanté un poco mis calzones para que pudiera ver entre mis piernas.

—Tiene que ayudarme.

—Sólo podemos intentar con medicamento. Hay una serie de buenos productos en el mercado muy efectivos para algunas personas. En pocas palabras, es cuestión de ensayo y error para saber cuál te funciona mejor —explicó.

—Tengo un problema —dije—. Pasé los últimos seis meses deshaciéndome de cada medicamento que tomaba. En mi expediente indica que perdí más de cincuenta kilos el último año. No quiero consumir medicinas, si puedo evitarlo. Me pregunto si hay algo en mi dieta que pudiera cambiar o...

—No. Hay poca evidencia de que sea causado por dieta. La buena noticia es que el medicamento funcionará.

—Está bien, pero ¿qué hay de los efectos secundarios?

—Puede haberlos. Sin duda. Nausea, diarrea y aumento de peso. Pero la mayoría de los pacientes no tienen problemas y, si los tienen, son menores en comparación con los beneficios.

—No soy la mayoría de los pacientes. Creo que he experimentado los efectos secundarios de cada medicamento que haya probado.

—Bueno, démosle una oportunidad y si no funciona intentaremos con otro.

Toda la consulta duró menos de diez minutos. Me recetó una medicina que vi anunciada en televisión. Fui a la farmacia y la compré. Pero no pude tomarla. No podía meter otro medicamento en mi sistema. Sentía que por fin estaba limpio. No quería tragar algo que pudiera revertir lo bien que me sentía. Incluso un uno por ciento de posibilidades de sufrir esos efectos secundarios me parecía demasiado para aceptar el riesgo.

Y la psoriasis siguió. Me sentía impotente.

Una semana después hablé sobre ese sentimiento con la psicóloga. De hecho hablé de muchas cosas. Entré al consultorio y saqué todo. Se suponía que la primera visita sería de cuarenta minutos, pero me extendí la hora completa y me hubiera seguido más tiempo si el siguiente paciente no estuviera sentado en la sala de espera. La psicóloga estuvo de acuerdo en que necesitaba ayuda (reconoció que mi mayor fuente de ayuda era Peety). Así que le pregunté sobre la idea y los requerimientos de tener a Peety como perro de servicio.

—Necesitas el diagnóstico de una discapacidad específica y después el perro debe ser entrenado de manera adecuada. No es una decisión fácil o algo que se haga a la ligera, pero estaré feliz de considerar esa opción, si se justifica —agregó.

—¡Genial! —dije—. Haría una gran diferencia, lo sé.

Me entregó un panfleto sobre el proceso. Las normas necesitaban que Peety obedeciera órdenes básicas (ya lo hacía), que fuera cepillado y cuidado de tal manera que pudiera ir a lugares públicos (no había ningún problema gracias a los cuidadores chinos) y que estuviera entrenado para realizar un servicio específico que ayudara a mi enfermedad. Esa última parte era un gran problema. ¿Qué servicio específico daba Peety? No tenía una enfermedad diagnosticada, excepto la obesidad, y ya sabía que no se consideraba discapacidad en las normas de la ADA. Pensar que existía la posibilidad de llevar a Peety conmigo a cualquier parte era reconfortante. Pero ese día salí de su oficina pensando que sólo era un sueño.

Me sorprendió descubrir que el estudio del chef Philip se encontraba en una parte fea de la ciudad. Estaba en un edificio de ladrillos tipo fábrica donde, al parecer, una variedad de artistas y músicos habían encontrado un espacio que podían pagar. Al principio estaba un poco nervioso de dejar mi auto en la calle y me preguntaba si sería una mala decisión.

Pero cuando entré, todas mis preocupaciones desaparecieron.

Ya había otras tres personas listas para la clase y yo fui el último en llegar. Todos me saludaron con una gran sonrisa, una copa de vino en sus manos y un cálido "hola". El chef Philip tenía el cabello castaño amarrado en una cola de caballo y no había nada en su cocina que fuera sofisticado o pretencioso. Tenía una estufa eléctrica y un par de mesas de trabajo de acero inoxidable. Sus ollas y sartenes no brillaban como si fueran nuevos. Tenían el desgaste de herramientas usadas. El espacio estaba limpio, pero mal organizado. Parecía que estaba entrando a la oficina de un profesor genio o un científico loco. El refrigerador era sencillo y lleno de imanes y estampas. Una arrocera y una olla de cocción lenta estaban conectadas en una esquina sobre una mesa improvisada, junto a unas partituras. La mesa para cenas era de madera oscura.

Eso sí, tenía una máquina para hacer helados fantástica, una heladera italiana de acero inoxidable que, según dijo, podía congelar un postre en la mitad del tiempo que el resto de las máquinas. Tal vez tendríamos tiempo de probarla al final de la noche. También había una licuadora industrial muy diferente a cualquier otra cosa que hubiera visto. Era de esas que exhiben en las tiendas caras de *smoothies*, con una base de goma negra y un vaso de plástico alto y cuadrado, con el doble de ancho y muy gastado.

Alguien puso una copa de vino en mi mano (hay que notar que era vegano). Podía oler las hierbas frescas esparcidas en el centro de la mesa de trabajo.

El chef Philip repartió una fotocopia de una receta escrita a mano con los ingredientes y las cantidades de su paella. Nos dijo que tomáramos un cuchillo y empezáramos a picar. Caminó alrededor ayudándonos con nuestras técnicas al cortar, a una joven le dijo que doblara los dedos bajo los nudillos para que no se cortara mientras empujaba una cebolla hacia el cuchillo. Pensé que se parecía al gesto con el puño que me indicaron hacer la primera vez que conocí a Peety. Me entretuve picando cilantro y un poco de "culantro" (una variante tropical con sabor diferente). Arrancó un pedazo, la olió y la masticó... y yo hice lo mismo. Me sorprendió cómo una pequeña hoja de hierba podía llenar tanto mis sentidos.

Pronto fue claro que todos en la habitación estaban por la misma razón: para expandir su conocimiento y habilidades en la cocina basada en plantas.

Mis compañeros se hicieron veganos por diferentes razones. Un hombre sufría fuertes alergias a la comida y las vio desaparecer cuando removió todos los productos de origen animal de su dieta. Una mujer de veintitantos decía que no soportaba la idea de comer animales. Los veía y sabía que tenían sentimientos. Todos. Simplemente ya no pudo comerlos o ver cómo se "abusaba" de ellos en las granjas.

—¿Alguna vez has manejado ese tramo de la Interestatal 5?

—El de la pestilencia —dijo el chef Philip.

Todos lanzamos un quejido estando de acuerdo. Los cuatro habíamos transitado ese tramo. Cualquiera que haya viajado por la Interestatal 5 entre San Francisco y Los Ángeles ha pasado por ahí. La gente local le dice "el gran tufo".

—Sí. Esas manadas gigantes de vacas formadas para ser asesinadas. Es el olor más repugnante a muerte y...

—Estiércol —dijo uno de los hombres.

—Sí —afirmé—. Es horrible.

—Para ser honesta, ya no puedo manejar por ese camino —dijo ella—. Prefiero perder horas rodeando con tal de evitarlo. Ver esas manadas, saber que esos miles de animales están esperando bajo el caluroso sol para ser llevados al matadero. Es como manejar por el Auschwitz de las vacas.

Esa frase se quedó en mi cabeza como el pollo frito se quedaba en mi panza. No había pensado en el lado ético o los derechos animales de la dieta basada en plantas y esa discusión me golpeó como una cachetada en la cara.

—Son criaturas como nosotros —comentó el chef Philip—. Mi punto de quiebre fue cuando visité una granja después de clases y una vaca se acercó a mi amiga mientras estábamos sentados junto al estanque. La vaca recorrió una gran distancia para acercarse a ella, se echó a su lado y puso la cabeza sobre sus piernas. Se quedó ahí acariciándola y la vaca tenía esta... esta increíble felicidad en su cara. Era como un perro. Pensé: "¿Cómo podemos matar estos animales por comida cuando estamos rodeados por hectáreas y hectáreas de plantas que podemos consumir sin matar nada?"

El tercer hombre estuvo de acuerdo con la mujer y con el chef Philip, pero argumentó que el aspecto ambiental era la razón más importante de todas para decidirse por una dieta basada en plantas. Me desconecté un poco mientras hablaba porque seguía pensando en la vaca con la cabeza sobre el regazo de la chica en un bello y soleado campo junto a un estanque. Imaginé a Peety con su cabeza sobre mis piernas, volteaba a verme con esa mirada familiar de adoración en sus ojos y sentí un escalofrío.

No volvería a comer carne por lo bien que me sentí después de dejarla. Pero de alguna manera pensé: *Esa imagen de la vaca feliz, junto con mis recuerdos personales de la Interestatal 5, pueden evitar que coma carne de nuevo, sin importar qué tentación afronte en el futuro.*

Mientras preparábamos la comida compartimos historias sobre nuestros fracasos en la cocina. Cada uno (incluido el chef Philip) coció de más el brócoli la primera vez que lo preparó. Los cinco habíamos quemado arroz en la estufa. Todos exageramos con las especias exóticas (después de descubrirlas) y combinamos demasiadas en un solo platillo.

—A veces sólo un poco de sal y pimienta en un vegetal bien cocinado es todo lo que necesitas. Eso es perfección —dijo el chef Philip.

Ahí fue cuando mencioné un método de cocción llamado freír a vapor, una técnica que pone fin a la necesidad de cocinar con aceite. La encontré en internet y aprendí viendo videos en YouTube.

—La gente cocina con grasa porque no se evapora mientras cocinas —dije—. Pero puedes lograr lo mismo sin aceite. Sólo añades un poco de agua a tu sartén y sigues añadiendo conforme se evapora. Esa acción de hervir evita que los alimentos se peguen a la sartén, con una fracción de calorías.

—Lo he probado —dijo el chef—. No es para mí, en la mayoría de los casos, porque no busco bajar calorías. Cocino por el sabor y textura, por el placer. Pero acepto que funciona y, si necesitas bajar calorías, es un método excelente.

—En especial cuando cocinas papas —dije—. Amo las papas en el desayuno, pero si las cocinas con aceite, empiezas con un poco y éste se absorbe, entonces le agregas más y antes de darte cuenta, ya triplicaste la cantidad de calorías. Si comes las papas sin esa grasa, son llenadoras y placenteras, pero sin tantas calorías.

—Sí, pero a mí me gustan las papas crujientes. No puedes hacer eso sin aceite —dijo la mujer.

—De hecho la semana pasada probé cocerlas al vapor primero y luego las horneé... y te juro que eran doradas y crujientes en el exterior y suaves en el interior. Aunque eran más saludables incluso sabían mejor sin toda la grasa.

—Eso está muy bien —dijo el chef Philip—. Encontrar lo que amas y lo que funciona para ti es la clave de la cocina. No tengas miedo de seguir probando cosas nuevas hasta que encuentres lo que buscas.

Como grupo, lamentamos la falta de un buen queso vegano en el mundo. Era algo que todos extrañábamos. Había algunos untables empezando a surgir en el mercado, la mayoría hecho de nueces de la India y de otras. Pero derretir una rebanada de queso para un sándwich a la parrilla todavía parecía un sueño lejano para los veganos.

—Con el tiempo alguien lo va a hacer. En esta época se están creando todo tipo de cosas, con texturas y sabores que parecían imposibles de conseguir sin lácteos —dijo el chef Philip.

Ese pensamiento hizo que empezara con una nueva receta de "helado" basado en nueces de la India e insistió en que todos teníamos que probarlo. Sacó una bolsa de nueces, las echó en la licuadora industrial con agua, convirtiéndolas en un líquido espumoso y suave que parecía crema para batir. Agregó jarabe de agave para endulzar, bayas y puso la mezcla en el aparato italiano.

—Esperen a probar esto —dijo.

El hecho de que las nueces, soya, coco y muchas cosas se puedan convertir en "leche" todavía me sorprendía. Y ver cómo convirtió esos ingredientes en líquido en su propia cocina con tanta rapidez me hizo pensar: *¡Necesito comprar una de esas licuadoras!*

—Un día, tal vez uno de ustedes ideará la solución para un queso vegano que se derrita —dijo—. Las mejores innovaciones con frecuencia se inventan por accidente o a través de prueba y error en cocinas caseras como ésta.

Una de las cosas que más me impresionó del chef Philip fue que nada venía preempacado. Nada. El hombre hacía su propio tofu. Molía sus especias y curry de plantas enteras usando un mortero o molcajete.

Nunca me di cuenta de que la atención al detalle importaba tanto.

La paella que comimos esa noche estaba mejor que cualquier cosa que hubiera probado antes, incluyendo cualquier comida no vegana que haya probado de restaurantes finos de la ciudad. Los sabores, texturas y riqueza de la comida pura, de la tierra, hecha desde cero, con ingredientes frescos, era la diferencia entre el sonido de un violín Stradivarius y el sonido de "violín" de un teclado Casio. Era la diferencia entre escuchar a los Beatles en un viejo radio AM y experimentar la reproducción analógica de las cintas de *Sgt. Pepper* a través del sistema de audio más sofisticado del planeta. Estoy haciendo estas analogías musicales porque el chef Philip también es músico. Sólo por la manera en que habla puedo decir que le importa la música, la calidad del sonido y la destreza dentro de una sala de conciertos tanto como se preocupa por su comida. Escucharlo hablar, verlo arrojar especias a la licuadora industrial, cocinar el arroz a la perfección en una sartén enorme de paella y luego sentarse, cerrar los ojos y disfrutar el sabor de todo junto a nosotros era una lección completa de pasión e inspiración. Quería llevar ese nivel de pasión a cada platillo que hiciera. Más que eso, deseaba compartir esta comida con todos los que conocía. Quería ser realmente bueno para poder ofrecer estas experiencias a otros y, tal vez, inspirar a las personas para probar este estilo de vida que adopté con tanta facilidad.

Asistí a todos los cursos que pude en los meses siguientes. Nos hicimos amigos. Me invitó a llamarlo o enviarle correos con preguntas en cualquier momento que quisiera y siempre estaba contento de discutir sobre comida. Me llevó a mercados mejores, más grandes e interesantes que tenían más vegetales en una sola habitación de los que había visto en mi vida. Me contó historias sobre antiguas granjas arrasadas por métodos industriales modernos de siembra, que después fueron reclamadas por nuevos pioneros en alimentación y regresaron su antigua gloria al suelo y a los árboles (dejando al descubierto frutas y verduras que estaban tan llenas de sabor otra vez que hacía que los clientes llegaran en masa).

Cuando hablas con un hombre como el chef Philip Gelb quieres salir y hacer todo lo posible por cambiar el mundo. Tomar esa primera clase de cocina con él despertó en mí una pasión por la cocina que espero que nunca se vaya.

CAPÍTULO 14

Parteaguas

—Quiero que se vaya —dije—. Ya no lo soporto. No sé qué hacer.

Mi primer mes de regreso con la doctora Preeti no tuvo nada que ver con mi pérdida de peso. Esa parte de mi vida estaba bien. Peety también. Le conté todo sobre nuestro paseo por el Golden Gate y lo mucho que Peety disfrutaba su nueva variedad de platillos veganos, gracias a mis nuevas habilidades en la cocina. Además, continuaba bajando dos kilos a la semana sin poner ningún esfuerzo extra.

Pero la psoriasis, incluida la zona en mis partes privadas, continuaba creciendo de manera insoportable.

—No sé qué sea. Todo en mí está mejor. Como de manera saludable. Ya casi quito todos los azúcares. No uso grasa en la cocina. Siento que algo de lo que como causa este sarpullido, doctora Preeti. Ha empeorado mucho más desde que empecé a alimentarme de esta manera. No lo entiendo. Todos los problemas de piel de Peety, la comezón, descarapelarse, todo se fue cuando cambié su dieta a comida vegana para perro.

—Veamos… —dijo—. Entonces cree que está relacionado con la comida. ¿No ha pensado en factores ambientales, incluyendo cualquier químico en detergentes para ropa? —preguntó.

—Sí, leí eso en algún lugar. Hace tiempo cambié a un detergente hipoalergénico. No hizo ninguna diferencia. Creí que mi lavandería podía ser el problema. Podía tratar de encontrar una lavandería que sólo usara productos naturales, pero odio la idea de quitarle el trabajo al sujeto con el que voy. Ahora es mi amigo. Además, no llevo mi ropa interior a la lavandería. ¿Por qué la tendría ahí?

—Creo que lo mejor será que pruebe una dieta de eliminación. Restrinja su dieta a unos cuantos alimentos (arroz, algunas frutas) por unos días y vea si alguno de los síntomas desaparece. Si es así, agregue los alimentos de uno por uno, con lentitud y llevando un registro de lo que come. Será tedioso, pero es la única forma para saber si es una reacción a algo de su dieta.

—Lo haré. Haré lo que sea. Ya no aguanto —dije.

Basé mi dieta sólo en arroz y chícharos por los siguientes dos días. Añadí duraznos y plátanos (por las vitaminas) y me quedé con eso algunos días. Fue difícil. Estaba saliendo del mayor renacimiento de cocina que había experimentado. Repliqué la paella del chef Philip en mi cocina, incluso la modifiqué un poco para darle mi toque personal. Descubrí cómo hacer "huevos" de tofu revueltos que sabían mejor que los que comí en el café de Berkeley. ¡Hice papas para desayunar que estaban fuera de este mundo!

Tener que dejar todo eso de lado fue como un castigo. Pero necesitaba hacerlo. ¡Estaba tan cerca de sentirme como un ser humano normal! ¡Tan cerca!

En el transcurso de las siguientes cuatro semanas añadí alimentos poco a poco. Uno a la vez. Papas. Tofu. Brócoli, zanahorias y varias frutas. Mi psoriasis casi había desaparecido para la tercera semana. Era sorprendente. En ese punto no tenía duda de que era una reacción a la comida y estaba determinado a descubrir cuál alimento era el culpable. Una noche, sólo para variar un poco, fui a un pequeño lugar mexicano que Mario me recomendó. Pedí unos tacos de verduras con tortillas de maíz. Sabían cómo me gustaban. Los prepararon sin ningún ingrediente desconocido. Estaba seguro de eso. Y en la mañana desperté con una mancha de psoriasis en el codo.

Revisé los ingredientes de los tacos. Ya había comido cada una de las verduras usadas en las últimas tres semanas. Estaba seguro. La única cosa que no había tocado en todo ese tiempo era el maíz. ¡*Maíz*!

Tenía un paquete de maíz en el congelador. Lo saqué, herví y comí un tazón para desayunar. Después hice unas palomitas de maíz y me comí todo el paquete. Para el final de ese día la psoriasis de mi codo había empeorado y otra mancha salió en mi pecho. Me daba mucha comezón.

Desde que cambié a la dieta basada en plantas, el maíz se convirtió en un ingrediente básico. Era una adición dulce y colorida para los platillos, una guarnición perfecta y fácil de hacer. El elote sabía muy bien sólo con sal, cocinado *al dente* o asado. En todos esos restaurantes era la envoltura libre de gluten perfecta para mis tacos, burritos y muchas otras delicias mexicanas que amaba.

Maíz.

Lo quité por completo de mi dieta regular. Cuando fui a ver a la doctora Preeti para mi seguimiento mensual, entré con una gran sonrisa en la cara.

—Lo conseguí —dije—. Encontré al culpable.

La doctora Preeti no era de las personas que mostraban mucha emoción, pero cuando le dije que la psoriasis se había ido, aplaudió y exclamó:

—¡Wow! ¡Estoy muy feliz de escuchar eso!

Salté sobre la báscula y me encontré con más buenas noticias. Había roto la barrera de los noventa kilos. Pesaba ochenta y nueve. No había pesado menos de noventa desde poco después de salir del ejército.

Ahora estaba a menos de nueve kilos de mi peso ideal.

—Lo voy a lograr —dije.

—Creo que lo hará.

—Digo... no está en duda. No hay razón para no lograrlo. Mi cuerpo se ha cuidado, haciendo todo esto solo. Nada más lo alimento con lo que quiere alimentarse y eso es todo.

—Ése ha sido el caso hasta ahora. Así puede continuar. Pero también puede volverse engañoso a partir de ahora. Ya que alcance su peso, será difícil mantenerse. Muchas personas tienden a ser complacientes y recaer cuando alcanzan su meta, dejan de ejercitarse y vuelven a comer los alimentos que les causaron la obesidad y los problemas de salud —dijo la doctora Preeti.

—¿Qué puedo hacer? No quiero que me pase eso —dije.

—Creo que es importante buscar más actividades sociales. Estoy muy feliz de escuchar de las clases de cocina, pero me refiero a algo más como un grupo de corredores, de ciclistas, algo que se realice en el exterior y sea atlético. Si recuerdo bien, no le gustan los gimnasios, pero un club de nado, algo. Su cuerpo tendrá ganas de realizar algún tipo de actividad que sea un poco más rigurosa y es importante que encuentre un ejercicio que no deteste. Si encuentra una actividad que le guste, que realice con otras personas, verá que mantener los resultados será más fácil.

—Ah —dije—. Sí, bueno, hasta ahora me he esforzado por hacer todo lo que me sugiere, así que trataré de hacer esto también. No será fácil. Pero lo intentaré.

Sólo un mes después me subí en la báscula digital que tenía en el baño y descubrí que había bajado a ochenta y un kilos. Desde que empecé a bajar de peso y compré esa báscula me maravillaba la frecuencia con que coincidía con la del consultorio de la doctora Preeti. Después de todo las leyes de la física no funcionaban tan diferente. De alguna manera me engañaba pensando que pesaba tres o cinco kilos menos de lo que en realidad pesaba. No tenía una báscula digital antes. Tal vez la anterior estaba descompuesta. O tal vez, sólo tal vez, inclinaba la cabeza de cierta forma que hacía que la aguja pareciera que marcaba otra línea.

Mucho de lo que vemos del mundo lo creamos en nuestra mente.

—Bueno Peety, ¿qué opinas?

Me miró desde el piso del baño como diciendo: "Sí, ¿y qué con eso? ¿A qué hora saldremos a pasear?"

Antes, cada que perdía peso, en reuniones de apoyo o en cualquier otro lado, había un festejo. "¡Viva! ¡Hurra!" Incluso si estaba solo, me sentía como en una fiesta. Me premiaba con algo, una compra o una cena en algún restaurante lindo. Pero la vida no es como un episodio de *The Biggest Loser*. La pérdida de peso no es una competencia. No es un logro de una sola vez. Llegar a ochenta y un kilos no era el objetivo. Sentirme saludable, sano, "normal", poder caminar sin dolor, vivir sin padecer y sentirme bien, ésos eran los objetivos. Y seguían en marcha. No me sentí como un ganador. Sentí que podía tener un poco de alivio. Como si ahora, por fin, pudiera empezar con el resto de mi vida.

Sabía con todo mi corazón que jamás recuperaría el peso perdido. Así que fui por ropa nueva, esta vez con la intención de mantener todo por un largo tiempo. Había comprado ropa cada seis semanas en los últimos diez meses. Eché todas esas prendas temporales a bolsas negras de basura y las di a la beneficencia. Entré a Macy's y adquirí algunos pantalones y playeras que sabía que podría mantener. También fui a un centro comercial y entré a una tienda deportiva. Compré ropa nueva y unos tenis. Había bajado talla y media en zapatos.

El único "deporte" en el que había participado desde el futbeis en la escuela era correr (y sólo porque me obligaban a hacerlo en el ejército). No me interesaba. Durante las caminatas con Peety sólo corríamos unos cuantos pasos cuando cruzábamos rápido alguna calle o necesitábamos alejarnos del camino donde venía otro perro al que no dejaba de ladrarle.

Pero mientras pensaba en el consejo de la doctora Preeti y mi deseo de seguirlo, no se me ocurría nada que quisiera hacer. No tenía bicicleta ni ganas de comprar una. Nadar me interesaba muy poco. Todavía odiaba el gimnasio. ¿Qué podía hacer?

—Algunos de mis pacientes han probado la zumba —dijo la doctora Preeti—, incluidos los que odian el gimnasio. Ya que toman una clase con todas esas personas, bailando y pasándola bien, se dan cuenta de que quieren volver. No quieren dejarlo.

Estaba seguro de que la zumba no era para mí. Sabía que no tenía ritmo natural. Mi estilo de baile implicaba doblar las rodillas de manera repetida y una vez que hice eso frente a Peety, empezó a ladrarme.

Una tarde, justo después de que el caluroso sol se había metido, pero todavía había luz, puse a Peety en el asiento trasero y manejamos hasta la pista de la Universidad Estatal de San José. Esa pista tuvo su buena época. Algunos corredores legendarios entrenaron ahí. Atletas que ganaron medallas olímpicas en los años sesenta. Ahora la pista estaba abandonada y llena de hoyos. En décadas más recientes la universidad había gastado sus recursos para formar un equipo de futbol y un estadio para él. Usaron esa pista legendaria en su mayoría como estacionamiento para la liga menor de beisbol que estaba del otro lado de la calle. Pero ahí seguía.

Estacioné mi auto, bajé las ventanillas para que Peety estuviera cómodo. Salí, me estiré un poco y me paré en la pista vistiendo mis tenis nuevos, shorts y una playera que se suponía que estaba hecha de un material transpirable para evaporar el sudor. Pensé: *Esto es una locura*.

Pero después hice una respiración profunda y empecé. Comencé a un ritmo bajo, sólo para ver cómo se sentía. Vi que Peety me veía, yendo de un lado al otro del auto mientras le daba vueltas a la pista. Seguro también pensó que estaba loco. "¿Qué diablos está haciendo mi papá?"

La pista era de cuatrocientos metros y descubrí que di la primera vuelta con mucha facilidad. Mis piernas me llevaron sin problema. Mis rodillas se sentían bien. Los tenis nuevos eran asombrosos. No respiraba con dificultad. Decidí incrementar el paso un poco y cuando agarré ritmo se sentía como si mi cuerpo se llevara solo. Mis piernas se movían en línea recta. No más balanceo, no más golpeteos. Parecía que rebotaba en el aire cada que ponía un pie sobre el piso, como si mis piernas esperaran más kilos y lo compensaran de manera automática.

Mi respiración se volvió más pesada y sentía latir mi corazón, pero di una vuelta más… y pensé que podía seguir.

Fue sorprendente pensar en que había cargado el doble de mi peso por tantos años. Mis piernas transportaron sesenta y ocho kilos extra, día tras día. Supongo que con el tiempo eso generó algunos músculos. También creí que todas las caminatas que hice con Peety ayudaron a poner mis piernas en forma. Se sentía bien. Jadeaba con mucha fuerza mientras daba una tercera vuelta. La luz de una lámpara parpadeó mientras empezaba a escuchar ruidos nocturnos de grillos y una cálida brisa californiana sopló desde el oeste. Algo dentro de mí me dijo que siguiera.

—¡Guau! —ladró Peety, viendo con atención mientras corría, con la cabeza fuera de la ventanilla—. ¡Guau! ¡Guau!

Corrí con más rapidez, sólo para ver si podía. Y pude. Seguí y seguí y di la última vuelta casi sin aliento. Pero lo logré. Completé un kilómetro y medio en esa pista, corriendo tan rápido como pude en la última vuelta.

Bajé la velocidad y puse las manos en mis caderas, inclinándome para recuperar el aliento. Estaba empapado en sudor.

—¡Guau! ¡Guau! ¡Guau! ¡Guau! —ladró Peety.

—¡Estoy bien, chico! —grité—. Estoy bien, estoy bien —lo saludé con la mano mientras sentía que mi ritmo cardiaco volvía a la normalidad en menos de un minuto.

Caminé de regreso al auto y tomé una toalla del asiento de pasajeros mientras Peety me lamía la cara. Le gustaba el sabor de esa sal extra en mis mejillas. Me sequé el sudor y la baba de Peety y lo llevé a caminar mientras mi cuerpo se relajaba. Parecía que se alimentaba de mi energía. Jalaba de la correa llevándome hacia adelante.

—¿Quieres tratar de correr conmigo la próxima vez? —le pregunté.

Apenas podía creer esas palabras cuando las dije: "La próxima vez". Pensé: *Sí, debo probar esto otra vez. Estoy seguro de que puedo hacer dos kilómetros si no me apresuro tanto.*

La noche siguiente regresé a la pista y traté de correr con Peety, pero no estaba interesado. Trataba de morder la correa o sacarnos del camino para oler algo.

Lo puse en el asiento trasero para que me viera y le prometí que daríamos un paseo después. Luego regresé a la línea de salida y empecé. Di ocho vueltas (más de tres kilómetros) y no me dolieron las rodillas ni los pies. Así que prometí regresar.

La noche siguiente corrí más de cuatro kilómetros. Me sorprendió lograrlo sin hacer nada especial o prepararme para eso. ¿Todo el tiempo que estuve adelgazando me entrené sin darme cuenta?

Llevé a Peety a una vuelta de victoria alrededor de la pista, caminando en vez de correr. Olfateó en cada hoyo y pareció que daba su visto bueno. Parecía que caminaba con soberbia en esa nueva superficie, reflejando el orgullo que yo sentía por lo que había conseguido.

Fue como si mi organismo hubiera calentado con cada kilómetro que corrí y se preparara para correr un poco más la próxima vez, por si acaso. Sentí como si mi cuerpo pudiera hacer lo que yo quisiera.

Sólo necesité tres carreras para decidir que correr sería lo mío. Al día siguiente salí e invertí en unos tenis especiales New Balance.

Ahora sólo necesitaba el componente social.

Recurrí a internet y encontré números de grupos que se juntaban para correr en el Área de South Bay. Algunos eran grupos serios que iban a maratones y triatlones. No eran para mí. Pero había otros dedicados a correr por diversión, principiantes, gente que trataba de estar en forma. Así que me enfoqué en ésos.

Resultó que uno estaba liderado por una morena muy atractiva llamada Sarah. Parecía una líder muy activa. Tenía un blog sobre el grupo y todo era muy relajado y abierto. Mientras leía sobre los eventos venideros, seguía viendo sus fotos de perfil y pensaba: *¡Wow, esa mujer es asombrosa!*

De todos los grupos a los que pude unirme, pensé: *¿Por qué no a éste?*

Envié un mensaje a Sarah y me respondió esa misma noche.

—¡Claro! Puedes unirte a nosotros el sábado —escribió—. Será bueno tenerte. ¡Ah! Y pasa la voz. Siempre estamos buscando nuevos miembros. ¡Trae amigos!

Se siente feo escuchar la palabra "amigos" y darte cuenta de que en realidad no tienes a nadie. Tenía clientes y colegas de las tiendas de electrodomésticos, pero no convivía con ninguno de ellos fuera del trabajo. Conocía a Mario el barbero, al peluquero de perros y al de la lavandería. Y Sally, mi señora de la limpieza. Me llevaba muy bien con la doctora Preeti. Estaba la anciana a la vuelta de la calle a la que saludaba a veces. Y tenía a Peety. Eso era todo.

En serio esperaba que eso cambiara.

CAPÍTULO 15

Sarah sonríe

Un mes después hacía cuentas en mi cabeza mientras me miraba en el espejo decidiendo qué playera usar con mis nuevos pantalones de mezclilla. *¿Cómo pasaron quince años desde la última vez que hice esto?*

Ni siquiera estaba muy seguro de llamarlo una cita. Era una reunión de juego para nuestros perros. Una oportunidad para hablar sobre la idea de organizar una cena vegana para algunos miembros del grupo de corredores que parecían en verdad interesados en cambiar sus dietas y sus vidas. Pero planeamos vernos en casa de Sarah, sólo nosotros dos. Prometí cocinarle una fabulosa cena y no dejaba de pensar que todas nuestras pláticas en el café (después de correr) eran coqueteo. *¿No lo eran?*

No quería esforzarme mucho. No quería producirme de más y hacerla pensar que suponía que esto era algo más que amistad mezclada con negocio y nuestro amor mutuo por los perros, pero en realidad quería impresionarla. Las únicas veces que me había visto desde nuestro primer encuentro en la pista Los Gatos Creek Trail, llevaba ropa deportiva y estaba lleno de sudor salado. También era la única forma en que yo la había visto. Pero no dejaba de fantasear sobre cómo se vería el cabello de su cola de caballo... suelto.

Era difícil para mí entender cómo mi vida había cambiado tan rápido. En el transcurso de un mes, desde que había alcanzado mi peso ideal, me había convertido en una persona social. Peety también se había transformado. Teníamos citas de juego con los perros de otras personas. Y por alguna razón parecía que él entendía de manera implícita que los perros de mis amigos no eran enemigos. Nunca les ladró al conocerlos. Cuando paseábamos todavía les ladraba a los de desconocidos. Pero nunca a los de mis amistades, siempre y cuando se conocieran fuera y no en la puerta del castillo de Peety. Era un salvaje.

La idea de tomar una cerveza o una copa de vino mientras nuestros perros corrían alrededor del jardín era algo totalmente nuevo para mí. Una excusa para socializar y Peety se acercó a cada uno de esos momentos con una mirada de aventura y bondad.

Era como si los dos fuéramos horrendos ogros que por fin habían salido de su escondite.

Sólo cuatro personas fueron a la primera reunión del grupo de corredores: Vicki, Chris, Sarah (la líder del grupo) y yo. Sarah era más atractiva en persona que en sus fotos de perfil. Yo sólo bajaba la vista en su presencia, estaba fuera de mi alcance, ni siquiera sabía si estaba soltera. Me sentía tonto por pensar que esta mujer podría mostrar algún interés en mí.

Nunca había corrido por un sendero y les dije que estaba nervioso. Todos fueron muy amigables, simpáticos y prometieron ir despacio. Les conté que había empezado a correr esa semana y fueron muy alentadores. Después de los primeros kilómetros, me quedé atrás, pero Vicki fue muy amable y se quedó platicando conmigo mientras me esforzaba (eso me ayudó mucho a seguir). Le comenté un poco sobre el trayecto que había recorrido el último año y, cuando nos encontramos con el resto al final del sendero, insistió en que fuéramos a desayunar para que les contara toda mi historia.

Me sorprendió cuán interesados estaban los tres en escuchar mi cuento de tragedia y del largo y sinuoso camino para mejorar. Escuchaban cada palabra como si fuera la historia más interesante del mundo. Se rieron con mis recuerdos de Peety brincando en el estanque, los primeros encuentros con Mario el barbero, las historias sobre las compras y cómo me sentía miserable cada vez que me veía en el espejo de los vestidores. Continuaban diciendo cosas como: "No puedo creer que hayas bajado más de ciento treinta kilos", "nunca lo habría adivinado por cómo te ves ahora", "¡no hay manera de que tengas cincuenta y dos años!" "¡Basta! ¡Estás mintiendo!"

En esa primera conversación descubrí que Sarah estaba divorciada y sin compromiso. Pero el sólo pensar en invitarla a salir me aterrorizaba. Así que no lo hice. En vez de eso le platiqué sobre mi nueva licuadora industrial y los increíbles *smoothies* que hacía en el desayuno (que me daban todos los nutrientes que necesitaba para sentirme como Superman).

Esa primera reunión se convirtió en una actividad semanal con diferentes locaciones. Se unieron más corredores. A veces se organizaban sesiones entre semana en la mañana y yo me uní a algunas después de sacar a Peety en nuestros paseos de treinta minutos. Peety amaba sus paseos y no podía privarlo de ellos, nuestro tiempo fuera de casa nos acercaba sin importar lo ocupada que estuviera mi vida.

Con frecuencia nuestro grupo iba por un café o a desayunar después y siempre me sentaba al lado de Sarah. Después de la tercera vez que nos sentamos así, ya no parecía coincidencia. Amaba su confianza y su entusiasmo por correr. Todos los que se unían al grupo estaban llenos de pasión y dicha. Ése era exactamente el tipo de personas que quería tener a mi alrededor y parecía que ellos pensaban que yo encajaba en el grupo.

Todos amaban escuchar la parte aventurera de mi dieta y cómo aprendí todo tipo de recetas nuevas del chef Philip. Muy pronto empezaron a pedirme recetas o que les enseñara a cocinar estos fabulosos alimentos. Estaban tan impresionados por los resultados de mi transformación que casi todos se preguntaron lo que haría por sus cuerpos y figuras una dieta vegana, al menos unas comidas a la semana.

—Estoy seguro de que te ayudará a sentirte más joven y fuerte de lo que jamás te hayas sentido —dije—. Pero si quieres todos los efectos, debes hacerlo bien. Esto no es algo que funcione en partes. Deja los productos de origen animal y observa qué pasa. En una semana, te apuesto que te vas a sentir como una persona nueva.

Me di cuenta de que me había convertido en un defensor y vocal de lo que la doctora Preeti me había enseñado.

Un día describí mi receta modificada de paella del chef Philip a detalle y Sarah dijo:

—Ya sé. Invítanos a cenar a tu casa.

Todos en la mesa dijeron:

—¡Sí! ¡Por favor!

Sarah, por su forma de ser, decidió hacerlo más atractivo. Empezó a lanzar todo tipo de ideas de cómo hacer esta fiesta. Pensó que todos podríamos aportar algo y usar la cena-fiesta para recaudar fondos para un refugio de animales o una organización civil. Además, resultó que tenía un perro que amaba, una gran goldendoodle llamada Daisy. Decidimos que necesitábamos más tiempo para hablar sobre el tema... y eso terminó en los planes que me tenían corriendo a Macy's por ropa para la noche y vistiéndome con prisa para poder pasar al mercado de camino a su casa.

Peety se acostó en la cama detrás de mí, viendo con interés cómo me quitaba la playera azul y me probaba una playera negra con cuello en V que no estaba seguro si me quedaría. Era mediana. No había usado nada mediano que pudiera recordar. Estaba un poco justa en el área del pecho cuando me la puse, las mangas también y la sensación de esa tela expandible en mi piel se sentía rara. Pero en comparación con las playeras grandes que me había probado, se veía bien. Me sorprendió la imagen en el espejo. Esa playera que se sentía muy pequeña para mí, no se veía para nada pequeña, de hecho, acentuaba mis músculos.

Resulta que había desarrollado un buen físico bajo toda esa grasa corporal, tal vez sólo por el ejercicio de estar cargando dicha grasa todos los días. Ahora que estaba corriendo y había quemado una pequeña capa extra, esos músculos eran visibles. Y definidos.

—Mira esto, Peety —dije—. ¿Qué piensas?

Las orejas de Peety se levantaron y su cabeza se inclinó.

—¿En serio me la podré quitar? —le pregunté.

Empezó a respirar con excitación y me mostró una gran sonrisa de perro. Tomé eso como una señal de aprobación.

—Bueno chico, ¡vamos! —exclamé. Y él brincó y empezó a dar vueltas a mis piernas como un cachorro. Sabía que esta noche era especial.

Toqué el timbre de Sarah con el codo porque traía las manos llenas de bolsas y mi corazón empezó a latir como el de un adolescente. Peety escuchó los ladridos que venían del interior de la casa y continuó mirándome, preguntándose qué se encontraría del otro lado de la puerta. Finalmente se abrió y ahí estaba Sarah: su cabello negro cubría sus hombros, encuadrando su cara, fresca y hermosa con un poco de maquillaje. Se veía increíble. Estaba usando una linda blusa y pantalones de mezclilla (justo como yo) y se notaba que había dedicado algo de tiempo a arreglarse. En ese momento podía decir que mi instinto estaba en lo correcto: esta "reunión" era más que algo profesional, más que "sólo amigos".

—¡Hola! —dijo primero a Peety, agachándose para rascar detrás de sus orejas—. Y hola a ti también —agregó, mientras se levantaba y tomaba una de las bolsas que llevaba. Daisy, su goldendoodle, brincaba por todos lados detrás de ella y Peety casi bailaba, apurado por entrar—. Anda, chico —dije, y solté su correa.

—Hola —respondí.

—Vamos, entra —dijo, y nos llevó a la cocina. Peety y Daisy saltaban sobre los muebles y entre nosotros.

—Hola, Daisy —dije, mientras bajaba las bolsas. Traté de acariciarla pero estaba muy emocionada por la presencia de Peety como para ponerme atención.

—Tal vez deberíamos dejarlos en el patio de atrás para que gasten un poco de energía —dijo Sarah riendo.

—Es una buena idea.

Amé lo relajada que estaba con la hiperactividad de los perros.

—¿Algo debe ir al refrigerador? —me preguntó.

—No, no, todas son cosas del mercado, en la barra están bien —respondí.

—¿Quieres algo de beber? —preguntó mientras abría la puerta trasera.

—Sí, gracias —dije—. Podría beber un poco de chardonnay si tienes.

—¡El chardonnay es mi favorito! —exclamó al mismo tiempo que me acercaba a ella siguiendo a los perros y ella entraba en la cocina.

Peety y Daisy se perseguían en el patio. Era un gran patio cercado con un impresionante jardín de sandías.

—Te gustan las sandías —dije en dirección a la puerta.

—Mi hija y sus amigos aventaron un puñado de semillas ahí... y nació eso. ¿No es curioso? —respondió.

—Es increíble.

El border collie que Peety llevaba dentro salió y trataba de tirar a Daisy, pero ella seguía esquivándolo, molestándolo, casi riéndose de él, mirando sobre su hombro mientras se alejaba una y otra vez. Era muy gracioso.

—¡Oh! Creo que se están llevando bien —dijo Sarah, mientras me daba una copa.

—Sí, estoy de acuerdo —respondí.

—Salud —dijo, sonriendo y levantando su copa hacia mí. La vi a los ojos y sonreí. La noche empezó mejor de lo que imaginé.

Era raro sentirme un poco seguro. Se sintió raro entrar a esa casa con cierto contoneo. Esos sentimientos todavía me quedaban grandes, como una playera XL. Pero quería adaptarme a ellos y usarlos bien... y Sarah parecía hacerlo fácil.

—¿Sabes? —dije mientras caminábamos de regreso para hacer la cena—, estaba haciendo cuentas y no había estado en una cita desde hace quince años.

—Ohhhh, conozco ese sentimiento.

En el caso de Sarah, sabía qué se sentía estar soltera después de una relación larga. Pero lo que me mantuvo fuera del mercado tanto tiempo fue otra cosa y ella estaba consciente de eso. Me sentí como un tonto. De pronto me sentí gordo de nuevo. Mi estómago se retorció. Comencé a desempacar las verduras y esperaba que cambiara el tema.

—Entonces... —dijo, sacando de una bolsa un gran jitomate, fresco y rojo—, ¿esto es una cita?

Mi cara se puso del mismo color del jitomate porque ella parecía muy asombrada.

—Ehhhh —mi boca era incapaz de formar palabras.

—Porque yo también esperaba que lo fuera —dijo.

Lancé un suspiro.

—¡Ay! ¡Gracias a Dios! —exclamé, y ambos nos reímos.

Sarah volteó con delicadeza la bolsa de jitomates sobre la barra. Nos vimos en silencio por un momento y sentí que mi nerviosismo se transformaba en algo diferente. Al principio no estaba seguro de qué eran esos sentimientos. No los reconocí. Pero poco a poco, mientras ella lavaba los jitomates y me los entregaba, uno por uno, comencé a darme cuenta.

Nos estábamos conectando.

Y se sentía bien.

Cada vez que me veía y sonreía yo sentía que estaba soñando. Seguía preguntándome: *¿De verdad está pasando esto?*

Después de unas horas nos acurrucamos en el sillón para ver una película. Luego puso sus piernas sobre las mías. Yo moví los dedos con suavidad a lo largo de su pantalón y ella respondió:

—Mmmm...

Tomó mi antebrazo y colocó mi mano en su cintura.

Ya ninguno de los dos estaba viendo la pantalla.

Seguía con pena. Todavía viendo hacia abajo. Puso su mano con delicadeza bajo mi barbilla y levantó mi cara para verme a los ojos. Sonreí y solté una risita de nervios. Estaba tan hermosa. Mordió su labio mientras sonreía y bajó la vista hacia mi boca... y no me pude controlar. Me incliné, apreté con cuidado su cintura y la besé. Sus labios estaban tan cálidos y suaves... Rodeó mi cuello con su brazo y me acercó más. Todo mi cuerpo se estremeció con esa sensación que no sentía desde hacía tanto. Me besó con más fuerza y todo mi cuerpo revivió. Deslicé mi mano hacia su muslo y subí las piernas al sillón. Se giró con facilidad para hacerme espacio junto a ella, envolviendo sus piernas en las mías mientras besaba su cuello.

—Ay, Dios —susurró.

Podía sentir su cadera acercándose a la mía. Y besé su cuello con desenfreno, rodeando su cuerpo con mi brazo y apretándola hacia mí.

—Eres tan guapa —susurré entre besos—. No puedo creer esto. Simplemente no puedo...

—Shhh —dijo—. Te deseo, te deseo tanto.

—Yo también.

Me besó con pasión y presionó cada centímetro de su cuerpo contra el mío mientras su mano se deslizaba hacia abajo de mi espalda, sobre mi cadera y sujetó mi muslo.

—Tal vez deberíamos llevar esto a la habitación —susurró.

Retrocedí un poco, lo suficiente para ver su expresión. Su cabello caía sobre su cara mientras sus dedos jugaban con los míos y, en ese momento, estuve seguro de que era la mujer más sexy que había visto. La miré a los ojos y cada gramo de inseguridad y duda se desvaneció.

Saqué mis piernas de abajo de ella para sentarme mientras nos besábamos y tomé su mano. Me puse de pie mientras ella seguía acostada sosteniendo mi mano, todavía observándome con esa increíble mirada de deseo y pasión. Sentía cada centímetro de mi cuerpo, vivo y lleno de intensidad desde las yemas de los dedos hasta la punta de los pies y lo sabía: estaba listo. Tenía quince años reprimido, retenido, pero ¡estaba listo!

Puse mi brazo izquierdo bajo sus hombros y el derecho bajo sus rodillas. Me rodeó el cuello con los brazos y nos besamos de nuevo mientras la sostenía en el aire y la cargaba hasta el cuarto bañado de una tenue luz.

No creo que haya una cinta métrica lo suficientemente larga para medir la sonrisa en mi cara cuando desperté, a la mañana siguiente, enredado en las sábanas con la mujer más maravillosa del mundo. Sarah me dio una de las mejores noches de mi vida. Una tormenta después de quince años de sequía. Era linda y amable, apasionada y ardiente al mismo tiempo. Fue como mi primera vez, sólo que con toda la experiencia y el conocimiento que queríamos cuando éramos jóvenes, combinado con la energía y pasión de sentirme mejor en mi propio cuerpo de lo que jamás me había sentido.

Cuando Sarah salió de la cama, Peety subió para ocupar su lugar y puso su cabeza sobre la almohada.

—¡Ja, ja! Creo que está celoso —rio.

—Está bien, chico —dije, rascando detrás de sus orejas—. Tu padre es un hombre muy feliz.

Sarah y yo dejamos a los perros juntos en el patio y los vimos correr mientras tomábamos café. Estaba emocionado de encontrar tofu en su refrigerador y la sorprendí con mi desayuno y con lo que ella llamó las papas más "extraordinarias" que había probado.

Mi cuerpo se estremecía cada vez que nos tocábamos, Peety se acurrucó en mis pies bajo la mesa. Recuerdo pensar que no podría desear nada más en el mundo.

Parecía imposible que sólo un año antes, un año, había deseado que mi vida llegara a su fin.

Con mi cuerpo y mente viviendo algo que nunca había experimentado, años luz alejado del efecto de cualquier droga o cualquier cosa que hubiera consumido, agradecí a Dios todo el camino de regreso a casa. Le agradecí escuchar mis oraciones.

Él había tomado mi vida. Él vio cómo enterré mi viejo yo miserable. Me hizo renacer. Me dio una nueva vida a cambio de la pasada. Me envió las señales y los ángeles que necesitaba para encontrar el camino hacia una vida de felicidad, que ahora creo con firmeza, que no sólo es posible sino alcanzable para cualquier persona en este planeta. A los cincuenta y dos años, por fin estaba viviendo, con plenitud, como un ser un humano amoroso, apasionado y conectado. Si yo, entre todos los seres humanos, logré eso en un año, muchas otras personas podrían llegar ahí con ayuda y siguiendo las señales y la orientación de los ángeles terrenales a su alrededor.

Claro, en mi caso, el mayor ángel de todos estaba babeando en mi oreja mientras manejaba a casa, estaba justo ahí, conmigo, alentándome, sacándome de la casa, de los confines de mi cabeza y forzándome con delicadeza a pensar en algo más allá de mi miseria, mientras me daba amor incondicional a cada paso del camino, incluso cuando sentía que nadie podía amarme.

Cuando me acosté esa noche en mi cama sólo con Peety babeando a mi lado, dije en voz alta, esperando que Dios me escuchara: *Gracias por darme este magnífico perro.*

CAPÍTULO **16**

La red social

Sarah y yo nos involucramos en una relación durante los siguientes seis meses. Una relación adulta, normal y bastante saludable. Me enamoré locamente. De hecho, quizá exageré un poco. Es comprensible, ¿verdad? Después de tantos años de estar solo, es natural que tendamos a consentir en exceso a la primera persona que nos muestra un poco de afecto. Y cuando estamos demasiado enamorados, es muy fácil ignorar las partes que no son tan compatibles.

Fue maravilloso. Mientras funcionó y todo estaba bien, de verdad fue increíble.

Nunca olvidaré nuestro Año Nuevo. Era mi primer Año Nuevo como un hombre saludable y en forma, así que decidí hacer algo muy especial. Planeé llevar a Sarah a una fiesta de etiqueta en un lujoso hotel en San Francisco y, como sabía que nunca, jamás subiría de peso otra vez, decidí comprarme un esmoquin. No rentarlo. Comprarlo.

En mi mente, sólo había un lugar para hacerlo.

Entré caminando a Nordstrom, en Palo Alto, sintiéndome todo un triunfador. Era mi redención. No sólo me veía y sentía bien, sino que estaba a mi alcance: desde que logré mi objetivo del peso y empecé a correr, me volví una persona más social y mi carrera había repuntado. Me conducía con seguridad. Irradiaba pasión por la vida y ésta se mostraba en cada parte de mi existencia, incluyendo el trabajo. Ser un vendedor de electrodomésticos todavía no era la carrera profesional que soñaba de niño, pero se había vuelto mucho más divertida y agradable desde que me sentía a gusto con mi cuerpo... y conmigo.

Así que entré en el área de esmóquines en Nordstrom, listo para mi redención, luciendo como un hombre millonario en una misión. En segundos se me acercó un vendedor. Antes de darme cuenta me probaba esmóquines con un equipo de auxiliares girando a mi alrededor, quienes sugerían diferentes estilos, cortes y telas. Me decidí por un Burberry negro clásico. Parado sobre un taburete frente a un espejo de tres hojas me observaba por triplicado mientras el sastre marcaba mis medidas con alfileres y una tiza.

Me ofrecieron una corbata de moño, mancuernillas y tirantes. También los compré. Quería verme elegante. La última vez que había usado un esmoquin fue para el baile de graduación de la preparatoria, al que fui con mi amor de adolescente: Jaye. En aquel entonces usé una camisa azul cielo con olanes. No es necesario decir que los estilos habían cambiado. Compré una camisa blanca y cuando pregunté por la faja el vendedor me dijo que había pasado de moda hace años y que era mejor usar tirantes.

Me preguntaron si necesitaba zapatos y respondí:

—¡Claro!

Me los trajeron en vez de hacerme caminar hasta el departamento de calzado. El par que más me gustó costaba diez mil pesos. El esmoquin, veinte mil. Más todos los accesorios, me gasté más de treinta y cinco mil pesos ese día, pero salí sintiéndome de maravilla.

Sarah y yo disfrutamos una velada de Año Nuevo tan mágica y romántica que nunca la olvidaremos.

Esa relación y los meses que pasamos juntos me llenaron de una felicidad que pocas veces había vivido. Estar con Sarah fue como un puente para tener más amigos de los que había tenido en toda la segunda mitad de mi vida (en parte porque nuestro plan de cenas veganas pronto se volvió una serie de eventos sociales exitosos).

La primera cena fue en mi condominio. Al final sólo fue una reunión tranquila con Sarah y una pareja de amigos. Pero como ellos comentaron sobre la comida que les preparé, otros miembros de nuestro grupo preguntaron si se podían unir. Para la tercera cena recibí a diez personas y cociné para todos como un chef gourmet en mi antigua cocina sin usar.

Peety estaba encantado. Se emocionaba de ver tanta gente en nuestra casa. Saludaba a cada persona nueva en la puerta y luego la guiaba hasta la terraza. Parecía caminar alrededor de cada uno con un movimiento de cola y una mirada feliz en su cara, consiguiendo más de la cuota normal de caricias y abrazos de todo el que se dejaba.

Esa noche Vicki trajo a su hijo porque no tenía niñera. Al principio no quería venir a una "aburrida" cena llena de adultos, pero cuando le habló sobre Peety, aceptó. Nunca había visto a mi perro interactuar con niños, así que estaba un poco nervioso. Después de todo, Casaundra me advirtió que tuviera cuidado con los pequeños y me eligió para Peety justo porque no tenía hijos.

Toda mi preocupación de desvaneció cuando vi al hijo de Vicki entrar por la puerta. Mason vio mi piso de madera, se quitó los zapatos y corrió por el pasillo a la estancia, deslizándose sobre los calcetines. Peety corrió tras él ladrando de emoción por su nuevo amigo. Minutos después escuché algunos gruñidos y me asomé para ver si todo estaba bien... Mason rodaba por el piso, luchando con Peety. ¡Mi perro estaba en el cielo!

Recuerdo que pensé: *Ah, ya entiendo. Tal vez sólo era "malo" con los niños como yo soy "malo" con las mujeres. Quizá sólo era un viejo amargado por su salud, porque le dolía el cuerpo y se sentía solo y rechazado todo el tiempo.*

También tuve una visión en la que Peety disfrutaba una casa llena de niños algún día, una familia, donde había más de una persona que lo quisiera aparte de mí, su querido papá. Era evidente que estaba lleno de amor para dar.

Supuse que eso significaba un rayo de esperanza en encontrar una familia para mí.

Sarah y yo preparamos esta primera cena con una temática española. Servimos una sangría afrutada y orgánica durante la hora del coctel.

Decoramos mi departamento con serpentinas y luces para acentuar el tema español (que ya tenía mi hogar). Ofrecí unas tapas "divertidas" para que todos picaran mientras le daba los últimos toques a mi paella vegana. Cuando entré a la sala para anunciar que la cena estaba lista, noté que todos estaban parados en una esquina.

—¿Por qué están ahí? —pregunté. Todos miraron alrededor y se rieron.

—Peety me empujó hasta acá —dijo Vicki.

—¡A mí también! —exclamó Sarah.

—Sí, ¡a mí también! —comentaron todos.

Al parecer, ¡Peety los puso a todos juntos!

—¡Peety! Relájate, sé que eres un pastor ovejero, pero esto es una fiesta. No tienes que trabajar en la sala.

Todos pasaron al comedor y en verdad disfrutaron la cena.

—Pensé que sería un rato divertido —dijo Vicki después del último platillo—, pero nunca imaginé que la comida vegana pudiera ser tan buena. En verdad esperaba algo más... no sé... desabrido.

Todos rieron y más de uno de los invitados agregó:

—Sí, yo también.

—Bueno, me encanta compartir recetas y enseñar cómo prepararlas —dije—. Así que, si alguien quiere, sólo llámeme.

—¡Diablos! ¡Te voy a contratar para que vengas a cocinar para mí! —exclamó Vicki levantando su copa.

—¡Salud por eso! —respondió Sarah.

Todos brindamos e hice una propuesta:

—¿Sabes, Vicki? La próxima vez tú pones la casa. Cocinaré gratis, pero haremos la cena en nombre de Peety para juntar fondos para la Sociedad Protectora de Animales de Silicon Valley.

—¡Hecho! —dijo Vicki.

—¿También puede venir Peety? —preguntó su hijo.

—¡Claro! —contesté.

Mason corrió hacia él y le dijo:

—¡Vendrás a mi casa! ¡Será divertido!

Después supe que Vicki y Sarah planearon todo y, unas semanas después, convertimos su casa en un oasis marroquí. Cocinamos juntos para que todos pudieran aprender nuevas técnicas... y la comida fue increíble. Con anticipación, pasé varios días descubriendo especias. Fui a restaurantes marroquís y pregunté consejos a los chefs. Combinamos toda esta investigación en una versión de "tajine de pollo" (hecho con tofu) y un menú completo de delicias que llenaron nuestros sentidos con un abanico de aromas y sabores nuevos.

Todos querían más. Así que planeamos más eventos. Hicimos una cena tailandesa, china, vietnamita y repetimos la española más de una vez. Cuando los demás aprendieron a cocinar nuevos platillos (con mi ayuda o sin ella), sirvieron comidas tan simples como hamburguesas de portobello que ni siquiera se me habían ocurrido. Terminamos con gente en lista de espera para asistir a nuestras cenas. Reunimos dinero para algunas causas grandiosas y el compañerismo surgido en llamadas y mensajes de Facebook sigue conmigo hasta la fecha. Sobre la marcha hubo más y más juegos con perros, citas con Sarah y varios de nosotros empezamos a correr juntos.

En esas cenas tanta gente me preguntó cómo y por qué me funcionaba una dieta basada en plantas y alimentos enteros que decidí contarles más de mis anécdotas e historia personal. Así que me inscribí en unos cursos de medicina en la universidad local. Me enganché tanto que en mi tiempo libre terminé completando el primer año de estudios necesarios para la escuela de medicina. Sólo trataba de descubrir por qué el plan de la doctora Preeti me había funcionado tan bien y entender por qué tenemos un problema tan grande de obesidad en Estados Unidos. Tomé clases de anatomía, fisiología, química orgánica e inorgánica, biología, nutrición, incluso física y psicología.

Para estas clases usé las habilidades de investigación que tenía por ser un antiguo abogado. Cuando escuchas sobre estudios de nutrición en las noticias es imposible decir si la información fue bien revisada o sólo es un despliegue de publicidad y marketing. Así que, cada vez que investigaba, leía los estudios con cuidado para ver quién los financiaba, cómo se habían realizado y si eran tendenciosos. Sopesaba la evidencia y comparaba los resultados contradictorios. Busqué en revistas médicas. Aprendí sobre el proceso celular de los nutrientes en la comida. También sobre la estructura ósea y los músculos del cuerpo humano. A través de todo este entrenamiento supe cómo leer de verdad las etiquetas de los alimentos y entender el significado de cada palabra en los paquetes de las tiendas. Pero descubrí algo más grande e importante y, hasta la fecha, no entiendo por qué esa información no es ampliamente conocida.

En estudios arbitrados los expertos han concluido lo siguiente: si cada persona en Estados Unidos cambiara a una alimentación basada en plantas y alimentos enteros y adoptara un estilo de vida con el tipo de actividad física que practicaban sus abuelos, se ahorraría un billón de dólares al año en costos de salud pública y atención médica. El efecto secundario es que se acabaría el setenta y cinco por ciento o más de todas las enfermedades crónicas. ¡Setenta y cinco por ciento! La epidemia moderna de ataques cardiacos, derrames cerebrales y la mayoría de los cánceres se eliminarían. Se terminaría la diabetes tipo 2. Y no es sólo mi opinión. Es conocimiento científico aceptado, el cual, por alguna razón, no se ha filtrado en la visión popular del mundo. La profesión médica todavía no propone un cambio significativo en la dieta. Aún prescribe pastillas por la economía del sistema. En la práctica médica profesional la mayoría de los doctores sólo pasa cinco minutos con cada paciente. El tiempo suficiente para escuchar sus padecimientos y recetar algo para aliviar el dolor. No más.

Quería gritarle a cada doctor de Estados Unidos: "¡¿Por qué en lugar de eso no prescriben cambios en la nutrición?!"

Entre más aprendía, más deseaba encontrar una forma de compartirlo con los demás. Pensé terminar la carrera para convertirme en nutriólogo, pero no me veía empezando una nueva profesión desde cero a mi edad. Así que no lo hice. Pero reflexionando todo eso me tomé muy en serio cada clase.

Entre más aprendía sobre salud y aprovechaba el empoderamiento de llevar un estilo de vida saludable, más crecía mi pasión por correr. La gente dice que esta actividad te vuela (como las drogas) y es cierto. Todas las endorfinas que se bombean cuando corres te hacen sentir increíble. Nunca lo creería si no lo hubiera experimentado. Poco tiempo después, con sólo siete horas de sueño, despertaba con ganas de una buena carrera, igual que antes deseaba pizza y McMuffins de huevo.

Esa primavera, junto con Sarah y Vicki (y en contra de mi opinión), me inscribí en una carrera. No era un maratón, ni siquiera medio, pero sabía que podía cubrir la distancia. La idea de forzarme a ganar una carrera disparó todas las inseguridades que tenía. En mi mente, sin importar cómo me veía en el espejo, seguía siendo Gordo (el niño gordo que no podía correr y era incapaz de saltar una cerca de noventa centímetros).

Y ¿qué creen? Terminé la carrera con un tiempo muy digno. Mis endorfinas bombearon más que nunca. De hecho sentí una especie de empuje increíble. Me gustó establecer una meta y un ritmo, de manera que pudiera terminar tan rápido como fuera posible sin desgastarme demasiado. Y amé la increíble sensación de lograrlo. Me encantó el compañerismo al celebrar con todos en la línea de meta, mientras sentía un orgullo personal por las capacidades de mi cuerpo, inesperadas y sorprendentes.

Pero durante esos seis meses Sarah y yo empezamos a separarnos. Sólo parecía contenta cuando planeaba el siguiente evento. Empezamos a pelear por cositas estúpidas y cuando falté a una de las cenas por un viaje de negocios lo tomó como una ofensa personal. De muchas formas, parecía que Sarah y yo ya no éramos compatibles fuera de la cama y la pista de carreras. Una noche terminamos peleando en un bote, rodeados de nuestros amigos corredores. Ni siquiera recuerdo cómo empezó, pero los dos habíamos bebido y "sacamos todos los trapitos al sol". Fue horrible. Sarah me dejó y hasta me bloqueó de Facebook. No quería estar cerca de mí. Me sacó de su vida por completo, lo que significó encontrar otro grupo de amigos para correr.

Esta reacción fue devastadora y durante días me sentí más solo que nunca.

Seguí siendo amigo de la mayoría de los miembros de esos grupos de corredores. Me contactaron y me sentí bien. A muchos los conservo hasta la fecha.

Peety me consoló en esta pérdida de la forma en que lo había hecho siempre. No podía encerrarme en mi condominio sin salir. Debía sacarlo a pasear sin importar qué pasara. Y esto me movió. Comíamos juntos. Incluso cuando no me bañé durante dos días él me miraba como siempre, como si fuera el mejor hombre del mundo.

Una noche sostenía un vaso de bourbon en una mano y a Peety en la otra mientras sonaba "He Stopped Loving Her Today" de George Jones. No estoy seguro si Peety entendió la letra de la canción, pero aulló un poco y después de eso me sentí bien.

Mucho más rápido de lo que imaginé acepté que mi relación con Sarah quizá había sido un trampolín para el resto de mi vida. Y aunque estaba desconsolado me sentía agradecido por una cosa: estaba feliz ¡de saber que tenía un corazón para romper! Pero también agradecí todo lo que Sarah me dio. Era alguien que reunía gente. Hacía conexiones. La admiraba por eso y quería imitarla.

Fue la mujer que me sacó del abismo. Vivir una relación con otra persona, en especial alguien que me parecía súper atractiva, me dio una confianza nueva. Una seguridad que ya nunca desaparecería.

Una semana después de nuestra ruptura me puse en contacto con otro grupo de corredores. Me inscribí en una carrera sólo para tener un objetivo por delante. Decidí que necesitaba volver a la vida con todo lo que tenía... y lo hice.

Conforme mi pasión por correr y por comer una dieta basada en plantas aumentaba, también lo hizo mi pasión por los animales. Como les digo a mis nuevos amigos en muchas ocasiones, Peety fue la razón por la que me convertí en una persona nueva. Era mi conducto al mundo, mi mayor apoyo, mi verdadero compañero, el único que me amaba de forma incondicional y me daba alegría continua. Entre más pensaba lo que había hecho por mí, más quería hacer todo lo que pudiera para ver que estos animales eran protegidos (rescatados, cuidados y con las oportunidades necesarias para encontrar su camino hacia la vida de las personas).

A veces, en el aeropuerto, veía las caras gruñonas a mi alrededor y las tiendas de electrodomésticos que visitaba y me preguntaba cuán agradable sería el mundo si todos tuvieran un perro.

Antes de que todo esto empezara no era el tipo de hombre que lucha por los derechos de los animales. Greenpeace, PETA, ASPCA y sus comerciales sensibleros con Sarah McLachlan diciendo "salva a un perro" nunca me conmovieron. ¿Ahora? Todo me conmueve. Empecé a pensar en los animales como "el más pequeño entre nosotros". No podía soportar la idea de que Peety o cualquier criatura viva fuera enjaulada, violentada o descuartizada para hacer comida.

Me seguía preguntando "¿por qué?" ¿Por qué se necesita eso? Dios nos dio más de veinte mil plantas comestibles en este planeta, en cantidades renovables, ofreciendo todos los nutrientes y comida que queramos o necesitemos. Además estas fuentes alimenticias se pueden cocinar en un sinfín de posibilidades, sabores y texturas que se ajustan a cada paladar (¡incluso a un paladar tan en contra de las verduras como el mío!). Casi todos estos comestibles son fáciles de cultivar sin ningún impacto negativo al medio ambiente o a nuestro cuerpo, además no destruye animales en el proceso de producción o consumo. Entonces, ¿por qué seguir ignorándolo y elegir algo más?

No entraré en muchos detalles. Las estadísticas están disponibles y bien documentadas para cualquiera que abra los ojos. Si quieren saber más, hagan lo mismo que yo: ver los documentales *Forks over Knives* (*Tenedores sobre cuchillos*), *Cowspiracy* y *What the Health* (se encuentran en Netflix). Pero incluso con toda la ciencia, con lo destructivo que es para el planeta la producción industrial de animales, lo horrible que es para las mismas criaturas y lo dañinos que son los productos de origen animal para nuestros cuerpos (hay estudios que muestran que la carne y los lácteos conllevan riesgos cancerígenos similares a los del cigarro)... ¿por qué seguimos perpetuando esta forma de vida negativa?

Cuando le di la vuelta a la página y abrí los ojos, encontré apoyo para mi nueva forma de pensar en casi todos lados a donde volteaba, incluyendo la Biblia, que estaba al lado de mi cama.

Me pareció muy claro desde el principio, Dios quería que nuestra fuente de alimento fueran las plantas y los árboles que nos rodeaban:

Entonces Dios dijo: ¡Miren! Les he dado todas las plantas con semilla que hay sobre la tierra y todos los árboles frutales para que les sirvan de alimento.

Génesis 1:29 (NTV)

Un día vi un anuncio de Facebook para un PETA Pack (entrenamiento y carrera) que sería en el parque Presidio, en San Francisco, y decidí unirme para apoyar en la organización. Le escribí un correo electrónico a la organizadora, una mujer llamada Michelle y le ofrecí no sólo correr, sino ayudar de la forma que pudiera. Estaba tan entusiasmado y apasionado por encontrar un cruce entre los derechos de los animales y correr, que seguro fui un poco exagerado con ella. Nos reunimos en un evento de la organización y hablamos durante horas (eso me pareció). Era evidente que también era una apasionada sobre estos temas y disfrutó mi perspectiva sobre la importancia de una dieta basada en plantas y alimentos enteros. De hecho estaba tan entusiasmada al respecto que me invitó a dar una charla en el siguiente evento de PETA.

De la nada mi deseo de tener un medio para compartir todo mi nuevo conocimiento me encontró.

Unas semanas después me paré frente a una gran audiencia en un salón de conferencias y empecé mi primera presentación de PowerPoint, dirigida a una multitud de activistas y amantes de los animales. Michelle me presentó, la audiencia me vio como era en ese momento, es decir, con mi cuerpo actual, en buena forma, un corredor que había participado en su programa para juntar fondos... pero entonces prendí el proyector y les enseñé una foto de cuando pesaba ciento cincuenta y cuatro kilos.

La audiencia soltó un grito ahogado.

A partir de ese punto quedaron atrapados. Les dije lo siguiente:

—Lo que comemos está en función de lo que necesitamos de forma física, lo que nos gusta, lo que tenemos disponible y en lo que creemos —todos escuchaban con atención. Continué—:

"Empecemos por definir algunos conceptos básicos. Los carnívoros sólo comen otros animales, pero no plantas. Los omnívoros son personas o animales que comen plantas y carne. La gente que sigue la dieta "paleo" cree que come de manera similar a los hombres de las cavernas. Los pescetarianos sólo se alimentan de peces y plantas. Los vegetarianos comen productos lácteos, huevos y plantas. Los veganos sólo plantas. Pero en esta charla hablaré de mí como alguien que sigue una dieta basada en plantas y alimentos enteros, en vez de alguien que sigue una dieta vegana. ¿Por qué? Porque sólo me alimento de cosas saludables, sin ingerir comida chatarra vegana. Es decir, me esfuerzo por consumir platillos preparados a partir de plantas enteras, sin grasa ni azúcar agregada, en vez de comida procesada que incluye diferentes aditivos.

"¿Por qué alguien comería sólo plantas y no carne, pescado, huevo, pollo o lácteos? —pregunté. Hice una pausa y continué—. Por tres razones principales: salud, medio ambiente y ética (que involucra la explotación animal).

"¿Las personas pueden vivir bien si sólo comen plantas? Sí. De acuerdo con la posición oficial de la American Dietetic Association, una dieta vegana y/o vegetariana bien planeada es saludable en cualquier etapa del ciclo de la vida, incluyendo embarazo, lactancia, niñez, adolescencia y hasta para atletas. Entonces, ¿comer verduras es más saludable que una dieta omnívora? Otra vez, la respuesta es sí. Pero en vez de sólo darles una opinión basada en mi experiencia, veamos los hechos:

"La evidencia de que una dieta basada en plantas y alimentos enteros es superior a una omnívora es tan clara como la de que puedes desarrollar cáncer de pulmón si fumas y de que los gases causantes del efecto invernadero producidos por la actividad humana afectan el medio ambiente. Quizá haya algunos que niegan estos hechos, pero en general la gran mayoría de la comunidad médica y científica los acepta como ciertos. Incontables reportes escritos con numerosos testigos fidedignos, que han pasado sus vidas estudiando y probando estos hechos, pueden avalar su exactitud. Y los hechos son los siguientes: setenta por ciento de los norteamericanos tiene obesidad o sobrepeso."

Les mostré una diapositiva con la investigación que respalda esa afirmación, citando un reporte del Centers for Disease Control. De hecho todos los estudios que usé para apoyar mi charla están publicados en las principales revistas médicas. No lo saqué de páginas de internet de extremistas o activistas. Como mencioné esto no es ciencia alternativa o radical, es ciencia comúnmente aceptada.

—Amigos, estamos haciendo algo mal y cada vez avanzamos más y más en la dirección equivocada. El consumo de carne y queso tiene riesgos de mortalidad similares a los de fumar —dije esto citando un estudio publicado por el National Institutes of Health.

"En la actualidad la mayoría de los no veganos necesita estatinas para bajar su colesterol a niveles saludables —agregué citando un reporte del *American Heart Journal*—. Los estudios muestran que, si no consumen productos de origen animal ni grasas agregadas, su colesterol se mantendrá en niveles saludables y es poco probable que sufran una muerte repentina por un ataque cardiaco.

"Pero el consumo de estos productos causa mucho más que sólo ataques cardiacos. De hecho, más de setenta y cinco por ciento de las enfermedades crónicas (diabetes tipo 2, ataques cardiacos, derrames cerebrales y cánceres) se pueden eliminar con una dieta basada en plantas —dije citando de nuevo las investigaciones principales que estudiaron grandes poblaciones durante mucho tiempo—. Entonces, si todos estos hechos son verdaderos, ¿por qué no todo el mundo sigue una dieta basada en plantas y alimentos enteros? —les conté sobre mi primera cita de cinco minutos con un doctor y cómo el negocio médico está programado para tratar los síntomas en lugar de las causas subyacentes—. Piensen en la diferencia con este ejemplo: cuando dejas abierta la llave del agua, ésta corre por el piso. El síntoma es el agua chorreando el piso. Si tratas de curar el problema con un trapeador, nunca lo lograrás. Pero si cierras la llave, se acaba el problema. Los doctores dan a sus pacientes drogas en vez de explicar la dieta basada en plantas porque no tienen tiempo de hablarles de los beneficios y necesidades de dicha dieta. Además, asumen que sus pacientes no seguirán consejos nutricionales —también tenía evidencia que respaldaba esto, tomada de *The American Journal of Cardiology.*

"Otra razón es el dinero. No hay negocio en las personas muertas. Tampoco en las sanas (no tienen nada que curar). Todo el dinero está en las personas enfermas. Las industrias del cuidado de la salud, atención médica, seguros y agricultura animal se benefician de la gente que come en exceso alimentos no saludables porque esto maximiza sus flujos de efectivo y ganancias."

La audiencia aceptó todo con entusiasmo. Cuando terminé se formó una fila de personas a mi alrededor y estuve estrechando manos, escuchando historias y respondiendo preguntas. Esta charla haría que me pidieran dar presentaciones en grupos de obesidad, de recuperación, de AA, de la iglesia y más.

Además me causó un impacto a nivel personal. Al final de la noche una pelirroja muy linda con un poodle blanco se quedó a coquetear conmigo. Me preguntó si quería ir a tomar algo. Y yo contesté: "Claro".

CAPÍTULO 17

A tu servicio

Una cosa era evidente: las mujeres se habían vuelto más seguras durante mis quince años de hibernación.

Cuando di los primeros paseos con Peety en Emma Prusch Farm Park soñé que, algún día, una de esas mujeres que salían a caminar con sus perros me notaría y pensaría que era atractivo. Pronto se volvió claro que este parque (que antes parecía inocente y lleno de pollos), en realidad era el escenario de algunas conquistas. Con Peety de compañero las conversaciones siempre empezaban por él y, ahora que estaba soltero otra vez y me conducía con seguridad, descubrí que ni siquiera tenía que ponerme nervioso para invitar un café a una mujer. Nueve de cada diez veces ellas me lo pidieron.

También hubo compromisos para dar charlas, reuniones para correr y carreras. Entré a una fase de dos años de citas casuales que me dieron mucha más diversión de la que había imaginado que un hombre de cincuenta y algo pudiera tener. Sentirme atractivo me hizo sentir joven. De hecho me sentía mejor que joven. Incluso cuando tenía citas a mis veintitantos nunca me sentí tan bien. Por primera vez en la vida tenía plena confianza en mí y en mi cuerpo.

Hasta que mi cuerpo falló.

Durante 2011 y 2012 corría casi diario y con el tiempo subí de cinco kilómetros a medio maratón y luego a maratones completos en el transcurso de un año. No sólo aumentar la distancia fue un gran logro, también mejoré mis tiempos. Correr se volvió justo lo que la doctora Preeti esperaba. Encontré una rutina de ejercicio que disfrutaba y una pasión para toda la vida.

Para el otoño de 2012 creo que es justo decir que me había convertido en un atleta. El sentimiento interno y molesto de que sólo era un Gordo adulto desapareció por completo. Cuando pienso en ese niño de hace mucho tiempo, incluso en el hombre que era dos años antes, me parece que es alguien más: un viejo conocido, un amigo de la escuela o un antiguo colega con el que te llevabas bien, pero que ya no es parte de tu vida. Y saber que nunca lo volverás a ver no te entristece en lo más mínimo.

Al sentir el poder de mis músculos, sintonizar con el sonido de mi respiración, experimentar el dominio de los latidos en mi pecho cuando corro con el sol en mi cara y el viento en mi espalda, me sentía fuerte. Me sentía poderoso. A veces me sentía casi invencible.

Luego, el 28 de octubre de 2012, desperté en una cama de hospital sin recordar lo que me había pasado o cómo llegué ahí. El doctor de urgencias me informó que había sufrido una convulsión. Perdí el conocimiento en el kilómetro treinta y cuatro del Maratón Morgan Hill.

Fue la única carrera marcada con un resultado DNF, es decir "no terminó" (por sus siglas en inglés).

El equipo médico me realizó una serie de exámenes. Descartaron derrame cerebral o ataque cardiaco, pero los resultados no fueron concluyentes. Insinuaron que sólo me había presionado demasiado en la carrera y que mi cuerpo se había apagado. Me dieron un poco de aspirina muy cara, dijeron que descansara y después de una noche en observación dentro del hospital me dieron de alta y me mandaron a casa.

Lo que no le dije al doctor de urgencias es que sabía qué había provocado mi desmayo (y la causa no era la deshidratación ni mi pasión por correr).

Cuando alguien se desmaya o muere en una carrera mucha gente (incluyendo doctores) culpa al acto de correr por lo que pasó. Cada día las personas usan historias de corredores famosos que cayeron muertos sobre sus tenis como una excusa para no hacer ejercicio. Pero correr, en sí, casi nunca es la razón. La causa es más bien algún problema subyacente (una enfermedad cardiaca o, en mi caso, una lesión cerebral).

No es algo de lo que me gustara hablar. Los síntomas no habían aparecido en tantos años que hasta lo olvidé. Durante mi época en el ejército sufrí un traumatismo craneoencefálico (TCE) en los ejercicios de entrenamiento. Terminé en la enfermería, donde pasé unas semanas. En los años siguientes padecí desmayos y convulsiones ocasionales sin previo aviso. Eran aterradores. Me preocupaba lo que podría pasar si me daban mientras pintaba en lo alto de una torre de agua, o peor, si estaba manejando. Pero en vez de eso me ocurrían en la comodidad del departamento y nunca parecieron tener efectos duraderos. Siempre me recuperaba con facilidad en cuanto pasaba la convulsión, y con el tiempo desaparecieron. No tuve ningún incidente en tantos años que en verdad asumí que mi antigua lesión había sanado sola.

Después de este nuevo desmayo fui a ver a un neurólogo. Tras hacerme algunos exámenes confirmó mis sospechas: mi TCE era la única explicación razonable para lo ocurrido en el kilómetro treinta y cuatro.

También hablé con mi psicóloga y le dije que pensaba que era una casualidad.

—No me preocupa que me vuelva a pasar —le aseguré.

Mentía. Estaba muy preocupado. Estaba aterrorizado de que esta lesión cerebral pudiera terminar con mi nueva vida. *¿Qué tal que los desmayos empiezan a ser frecuentes otra vez? ¿Y si afectan mi trabajo? ¿Qué tal que los de Tránsito se enteran y me quitan la licencia? ¿Y si el estrés de preocuparme por esto hace que deje de correr? ¿Y si empiezo a subir de peso?*

De inmediato mi psicóloga vio a través de mi bravuconería. Ya me conocía bastante bien e insistió en que debíamos hacer algo al respecto.

Un año antes pregunté si podía conseguir alguna certificación para Peety como perro de servicio para poder llevarlo a todas partes. Fue una pregunta ingenua y, después de revisar mi caso, la psicóloga me dio un "no" rotundo.

Primero que nada el perro no es el que consigue un "certificado" para este tipo de cosas. Para la ADA, una persona con discapacidad tiene derecho a ser acompañada por un perro entrenado para asistirla. Es cierto que Peety me ayudaba mucho. Era la razón por la que no perdí el camino cuando sentí que no podía seguir adelante. Pero como no tenía una discapacidad física ni sufría depresión o algún otro trastorno mi psicóloga no podía prescribirme un perro de servicio. Entendí por completo la ley y los hechos relacionados con su decisión. Imaginen el caos en el mundo si cualquiera que sólo quiere la comodidad de la compañía de su mascota llevara perros entrenados a los aviones, escuelas y restaurantes. Tendríamos animales trepando por todas partes y afectando las funciones básicas de la sociedad. Sería un caos. Los estándares de la ADA son específicos por una razón.

Pero al revelar mi TCE todo cambió.

—Incluso si no fueras un amante de los animales, al saber que tienes una lesión cerebral que puede causar convulsiones o pérdida del conocimiento, te recomendaría que consiguieras un perro de servicio, uno entrenado para alertar a los demás y ayudarte si sufres un desmayo.

—¿Y si sólo consigo uno de esos aparatos de alerta médica? Ya sabes, esos que suenan: "¡Me caí y no me puedo levantar!"

—Pero ésos, por lo general, funcionan presionando un botón, así que no te serviría mucho si te desmayas —dijo.

—Sólo bromeaba.

—Yo no. Eric, tienes un padecimiento muy peligroso. No estoy segura si tu perro...

—Peety —dije.

—Correcto, Peety. No estoy segura si pueda ser entrenado para esto. Tal vez está a la altura, no lo sé. Pero si no, te recomiendo que adquieras otro perro, uno entrenado para velar por tu seguridad. De hecho voy a ponerte en contacto con un par de organizaciones que trabajan con animales de servicio para que empieces el proceso.

Y así, mi antigua lesión se convirtió en un regalo inesperado.

Claro que Peety estaba a la altura. *Es un pastor. Es un perro de trabajo por naturaleza*, pensé. *¡Ja! ¡Es más listo que mucha gente que conozco!* Hicimos el entrenamiento juntos y aprendió todo como un profesional. Primero consolidó el régimen de comandos básicos (sentado, quieto, echado, etc.) por medio de un sistema de recompensas. Practicando la palabra "sentado" mientras presionaba su espalda con una mano y sostenía un regalo con la otra, sólo tomó tres o cuatro veces antes de que Peety reconociera por completo que "sentado" y su trasero en el piso guiaba a un delicioso bocado. "Junto" fue una orden más difícil porque estaba acostumbrado a caminar delante de mí, pero también la aprendió muy rápido. Mucho de mi vínculo con Peety se relacionaba con la comida, así que premios deliciosos y naturales sirvieron mucho como motivadores.

La última parte del entrenamiento consistía en que Peety ladrara y fuera a buscar ayuda cuando yo me desmayaba y golpeaba contra el piso. Lo hizo muy bien, tenía madera para eso. Un perro que te ama tiende a asustarse de forma natural si te golpeas contra el piso. Así que, entrenarlo para que actúe como Lassie, que ladre y corra a conseguir la ayuda de otro humano si yo tenía un ataque, fue casi tan fácil como enseñarle a sentarse.

No hay una certificación oficial para perros de servicio en Estados Unidos. No hay placas, documentos, etiquetas o identificaciones especiales. No se necesitan chalecos (sólo los usan quienes quieren que el mundo se entere de inmediato que sus perros están trabajando). Y por estas razones hay gente por ahí que trata de pasar a sus perros como si fueran de servicio sólo para tenerlos en aviones y espacios públicos. He leído sobre todo tipo de casos donde las personas hacen identificaciones falsas y hasta visten a sus perros con chalecos sólo para evitar un depósito por mascotas, una pensión o para evadir las políticas de "no se permiten animales". Pero hacerlo es inmoral, poco ético e irrespetuoso con las personas que en verdad tienen discapacidades y los animales entrenados para ayudarlas. Además las leyes por falsificar un perro de servicio son estrictas. Las declaraciones falsas son castigadas con multas, cárcel y hasta les pueden quitar a los perros. Como hay mucha controversia y confusión sobre estos temas me decidí a aprender todo lo que pudiera y a tratar de educar a la gente sobre el proceso y la ley cada vez que me preguntaran. Y cada vez que Peety estaba conmigo... la gente preguntaba.

Por lo general me sentía bendecido. La idea de que Peety me ayudaría si me desmayaba era sorprendente para mí. Ya me había dado tanto y ahora, después del entrenamiento, lo valoraba todavía más. Si alguna vez dudé sobre si este perro me lo habían enviado del cielo, este giro del destino disipó las dudas.

El ser consciente de que tenía una capa de protección extra en mi vida me dio la confianza para saber que estaría bien. Si tenía otro desmayo Peety estaría ahí, vigilando y protegiéndome.

Nunca consideré que subir a Peety al avión fuera buena idea, así que no lo intenté. Supuse que en los aeropuertos y reuniones de negocios estaría rodeado de personas y ellas pedirían ayuda si algo me pasaba. Y no me preocupaba demasiado que me sucediera algo en una habitación de hotel.

Peety tampoco podía correr conmigo. Lo intenté en varias ocasiones, pero no funcionó. Así que, durante las carreras, era vulnerable. Pero por eso corro con amigos, en grupos, siempre en un ambiente social.

Nunca corrí solo. Y con Peety, nunca caminé solo.

Claro, el que me hubieran prescrito un perro de servicio tenía un valor agregado: ahora tenía permiso de llevar a Peety a donde quisiera. Así que fuimos.

En cuanto tuve un día libre regresamos a San Francisco. Caminé hasta la taquilla cerca del muelle 39 y pedí un boleto para el paseo a Alcatraz.

—Señor, no se permiten perros en nuestros botes —me dijo la joven detrás del mostrador.

—Es un perro de servicio —contesté.

—¿Qué servicio? —preguntó.

Tenía todo el derecho de preguntar. De hecho, según el Departamento de Justicia de Estados Unidos de Norteamérica, cuando se declara un perro de servicio, la empresa tiene autorización de la ley federal para hacer dos preguntas: la primera es ¿este perro de servicio se requiere por discapacidad? Y la segunda es ¿qué hace el perro (acciones entrenadas) para aminorar la discapacidad?

La primera pregunta es una especia de redundancia. La respuesta es: "Sí, es un perro de servicio". Pero luego, cuando la empresa te pide detalles sobre las acciones que el perro realiza para ayudarte con la discapacidad, es necesario que expliques las tareas específicas. Esto no se declara sólo por comodidad.

Así que respondí y ella me vendió el boleto.

Peety subió a bordo de su primer bote como un marinero experto. No dudó como cuando nos conocimos, cuando sufrió para entrar en mi auto y se resistía a dar un paso en el elevador. Ahora tenía confianza. Caminó con facilidad con el vaivén de las olas, se inclinó hacia el barandal y miró el agua y las gaviotas... mientras zarpábamos hacia la vieja prisión derruida sobre la roca gigante en medio de la bahía.

Peety estuvo muy callado y tranquilo durante el paseo. Estaba muy impresionado por lo bien que se estaba comportando. Otras personas en el bote y dentro de la prisión estaban sorprendidas de ver un perro, me preguntaban sobre él y si podían acariciarlo. "Claro", contesté. Muchos perros de servicio no deben ser distraídos y usan chalecos marcados para indicar que no se pueden tocar. Pero no era el caso de Peety y él amaba la atención de los extraños.

La única infracción que cometió fue cuando nos mostraron la celda 133 en el Bloque B (donde estuvo Al Capone). Por alguna razón, en ese lugar que algunos llaman "embrujado", Peety sintió la necesidad de marcar su territorio. Levantó la pata y orinó los barrotes ¡de la celda de Al Capone!

Me alegré de que el guía no viera. No queríamos problemas. Aunque de cierta forma fue adecuado que Peety dejara su marca en ese punto de referencia. No puede evitar preguntarme cuántos perros habrán estado alguna vez en Alcatraz. Era un regalo tenerlo conmigo, como mi salvador, compañero y amigo, mientras teníamos la oportunidad de turistear un poco. Pienso que él merecía ver estas cosas. Quería que conociera el mundo. Estuvo enjaulado y atado mucho tiempo.

Ahora que lo pienso... yo también.

Me prometí llevar a Peety a excursiones y aventuras turísticas cada vez que pudiera. Era mi perro especial. De ahora en adelante quería que fuera a donde la mayoría de los perros no podía. En los siguientes meses dimos todo tipo de paseos pequeños por la bahía. Lo llevé a nadar en el océano por primera vez y se rio mientras corría a toda velocidad por la arena, igual que lo hacía en el estanque de los patos de Penitencia Creek Park.

Lo llevé a dar un paseo en un tren miniatura, se acomodó en un asiento pequeño dentro del vagoncito y dio vueltas y vueltas como los otros niños y niñas. Lo llevé a restaurantes (aunque era un poco travieso para ese ambiente, así que limité nuestras excursiones a cenas en espacios abiertos). Lo que no quería era molestar a las otras personas que estaban comiendo y pasando un buen rato. El punto de nuestros viajes juntos no era causar problemas.

Me sorprendí de lo cortés que era la mayoría de la gente cuando le decía que Peety era un perro de servicio. Era como si de pronto las barreras bajaran y las personas lo vieran como algo más que una mascota o una molestia. Lo veían con respeto. La mayoría parecía orgullosa de permitir que estuviéramos en su establecimiento, fuera un hotel, restaurante, negocio familiar, banco, taller...

La compañía constante de Peety también le agregó un elemento interesante a mi vida amorosa. Entrar a un restaurante con un perro en una cita era raro y emocionante para mí, y las mujeres se sorprendían de que Peety sólo se echara en el piso, contento de estar conmigo, sin importar el escenario. Además nos daba algo de qué hablar, reír y ayudó a algunas a compartir sus propias experiencias con mascotas y animales a lo largo de los años. Me contaron historias de caballos, gatos o perros adorados que siempre sabían cuando estaban enfermas de niñas y las confortaban en momentos de necesidad. Incluso escuché historias sobre conejos con gran personalidad. ¿Quién sabía que los conejos tienen personalidad?

También empecé a confiar de forma implícita en el juicio de Peety. Si se entusiasmaba con alguien, había oportunidades de que yo también. Si no, de seguro seríamos incompatibles. Y si no le gustaba para nada una chica de inmediato me mantenía alejado. Uno de mis amigos aseguraba que Peety era un "detector del mal". Era muy extraño cómo durante nuestras caminatas ignoraba a la mayoría de la gente, y de vez en cuando le gruñía a un completo extraño. Era casi como si pudiera ver sus corazones, almas, auras... algo.

Lo que fuera que veía, yo confiaba en él.

La cosa con las citas es que se vuelve aburrido con bastante rapidez. Después de un par de años de rebotar por ahí caí en el mismo escenario donde estaba a los veintitantos. Me cansé de los juegos y el esfuerzo constante que toma conocer a alguien nuevo, sólo para terminar rápido y luego verme forzado a empezar el proceso otra vez. Quería algo más estable, más profundo. Y los pensamientos sobre lo mucho que le gustaría a Peety ser parte de una familia seguían apareciendo.

Fue por esta época que dejé de salir con mujeres que no compartieran mis valores. Mi respeto por los animales y las decisiones que había tomado sobre la comida eran ingredientes completamente esenciales de mi felicidad personal. Era difícil vincularme y experimentar intimidad con personas que no compartían estos mismos valores. Acepté que otras personas tenían diferentes puntos de vista y no era tan estricto como para no sentarme a la mesa con alguien que comiera carne. Pero la idea de tener una relación profunda con una mujer cuyos puntos de vista no estuvieran alineados con los míos me parecía imposible.

Como era incómodo preguntarle a alguien sobre su dieta antes de que la invites a cenar, decidí que la mejor manera de conocer a personas solteras con los mismos valores que yo sería uniéndome a un grupo de solteros veganos. (Sí, hay grupos para conocer solteros veganos en California. De hecho también existen en muchos otros lugares.)

Resultó ser un movimiento muy bueno.

Capítulo 18

Dulce Melissa

uando Melissa entró al restaurante atrapó mi vista antes de que cruzáramos una palabra. Era joven. Quizá demasiado joven. Y la energía efervescente de su personalidad parecía iluminar toda la habitación.

Esa noche fui el primero en llegar a la reunión. Conocía el restaurante y, como era pequeño, lleno de gente y muy ruidoso, pensé que sería mejor dejar a Peety en casa. Melissa apareció un instante después de mí. Se presentó y tuvimos oportunidad de platicar unos minutos frente a frente. Resultó que había organizado este grupo porque también se había rendido de salir con personas que no compartían sus puntos de vista sobre la comida, animales o medio ambiente. El único problema, dijo, era que había tenido muchas de estas reuniones y todavía no conocía a nadie que le interesara.

—La mayoría de los hombres que vienen a estas reuniones son personas del área tecnológica que acaban de llegar de la India y fueron criados en una dieta vegetariana. Son muy agradables, pero hay enormes diferencias culturales entre nosotros y no parecemos tener mucho en común.

¡La mayoría ni siquiera son veganos! Las otras personas que asisten son de tipo activista hippie, los cuales, ya te imaginarás, no son mi estilo —dijo.

Melissa era una profesional joven y determinada. Su ropa era conservadora. Su cabello no estaba pintado de colores modernos ni tenía rastas.

—Sí. Te entiendo. Muchos de los veganos en el Área de la Bahía parecen encajar en la categoría hippie.

—¿Verdad? ¿Por qué será? —preguntó. Ambos nos reímos—. No lo sé, tengo un trabajo normal, en ventas.

—Yo también —respondí.

—¿De verdad? Es genial. Soy vegetariana desde que tenía ocho años y vegana desde los diez. Es lo que soy. No como ni uso ningún producto animal. Punto. Soy claramente fan de la comida chatarra vegana, es decir, mírame —enfatizó—. Pero como es importante para mí, necesito que también lo sea para cualquier persona con la que piense tener una relación. Por eso empecé este grupo, para dar una oportunidad, ¿sabes?

Ni siquiera había notado que tenía sobrepeso hasta que hizo el comentario: "mírame". Todo lo que veía era una brillante sonrisa y ojos llenos de esperanza en un hermoso marco de un metro con sesenta y cinco centímetros de alto.

Dos chicos se nos unieron en ese momento. Entraron, se presentaron, dijeron que los dos trabajaban en la industria tecnológica y se acababan de mudar de la India a Silicon Valley para continuar sus carreras. Melissa me miró como diciendo: "¿Ves a lo que me refiero?"

Otra mujer que parecía de treinta y tantos apareció y después un joven de ascendencia vietnamita. Cuando todos nos preparamos para cenar, Melissa se sentó junto a mí. Lo tomé como una buena señal.

Me preguntó cuánto tiempo hacía que había dejado de comer productos animales y le conté toda la historia. Le pedí que me hablara más sobre ella y remarcó que casi toda su familia era vegetariana. Empezó con su mamá, luego Melissa inició este viaje porque amaba a los animales, y con el tiempo sus cuatro hermanos adoptaron la dieta. El único que no lo hizo fue su papá.

Fue una niña gorda, me dijo, igual que yo, pero cambiar a una dieta vegana a los diez años la ayudó a adelgazar a través de la mayoría de sus años escolares. Con el tiempo empezó a comer papas fritas y toda clase de "comida chatarra vegana" empaquetada, llena de sabor, pero baja en nutrientes. Noté que para la cena ordenó "camarones agridulces" (un plato lleno de tofu, cubierto con una salsa dulce y algunas verduras). Parecía fascinada por el hecho de que yo perdí mucho peso con una dieta basada en plantas y quería saber cómo. En especial porque había intentado todo en el mundo para bajar de peso ella sola, desde Weight Watchers, dietas y otros planes alimenticios comerciales hasta tomar efedrina (antes, cuando estas pastillas para adelgazar todavía eran ilegales).

Me sorprendió lo similares que eran nuestras historias. Llegó a un punto en el que su metabolismo cambió y sólo seguía subiendo de peso, un poco más después de cada intento que hacía por perderlo con una dieta.

—Nada me servía —dijo—. Toda la comida era aburrida, desabrida y siempre tenía hambre. Llevo ocho años alrededor de los noventa kilos y es horrible. Tengo dos niños llenos de energía y, cuando llego a casa después del trabajo, me siento como una tortuga. Todos los días. Nunca voy a comprar ropa. Lo odio. Otras mujeres aman hacerlo y hablan de eso como si fuera su deporte favorito. No lo tolero. Nada me queda. Es una tortura.

—Te entiendo. Te entiendo perfecto —contesté.

—Perdón. No debería estar quejándome. La vida es buena, ¿verdad? ¡Estamos aquí! Comiendo cosas deliciosas. No tenía idea de que conocería a alguien como tú esta noche, es decir, la vida es buena, ¿verdad?

—La vida es genial —dije con una sonrisa.

Cuando salimos del restaurante le pregunté a Melissa si tenía Facebook. Sí. Me dio su correo electrónico y me pidió que la agregara. Le envié la invitación de amistad esa misma noche y aceptó a los pocos minutos.

Melissa organizó otro evento para el siguiente fin de semana, nos reunimos casi los mismos y uno o dos más. Otra vez nos sentamos juntos y parecía que todo el grupo desaparecía en el fondo. Me contó historias divertidas sobre sus hijos, Joey y Mike, y yo le narré cosas chistosas de Peety.

En algún momento mencioné las cenas que había hecho en mi condominio.

—¡Oh! ¡Suena increíble! ¿Podríamos hacer una de éstas en tu casa algún día? ¿Cocinarías para nosotros? Es decir, nunca había escuchado a alguien describir la comida como tú, mucho menos la vegana. ¡Hasta es emocionante pensar en eso!

—Sí. Con mucho gusto. Quizá unas seis u ocho personas. Podría preparar mi paella —respondí.

—¡Suena increíble! Muy bien. Los reuniré —dijo—. Y quizá podría ayudarte, ya sabes, ser tu *sous chef.*

—Sería maravilloso —contesté.

—Sólo hay un problema. No sé cocinar.

—Entonces tendrás que llegar más temprano para que te enseñe —dije.

Sonrió y me miró a los ojos. Y sentí mariposas en el estómago. Deseé con todo el corazón que ella también las hubiera sentido.

—Bueno, entonces... eso suena aún mejor.

Su pierna rozó la mía y sentí ese estremecimiento (esa sensación cuando cada célula de tu cuerpo quiere hacer una conexión más profunda). Me sentí un poco ruborizado y de pronto avergonzado. Rompí el contacto visual y bajé la mirada hacia la mesa.

—¿Sabes? Creo que podría ser tu abuelo —dije.

—¿Qué? ¿Cuántos años crees que tengo? —dijo riendo—. No soy tan joven.

—¿Cuánto es no tan joven?

—Veintiocho —contestó—. Espera, ¿cuántos años tienes?

—No te lo diré.

—¡Vamos!

—Adivina.

—Mmmm... como cuarenta y tres —dijo.

—Está bien, dejémoslo ahí por ahora.

—¡Ay, Dios mío! ¿Cuántos años tienes?

—Cuarenta y tres suena bien. Uno es tan viejo como piensa que es, ¿cierto?

—Cierto, señor. Lo dejaré por ahora, pero lo sabré tarde o temprano.

—Cuando sea el momento adecuado, te lo diré —le aseguré.

—Hecho.

Melissa y yo empezamos a hablar por teléfono y a enviarnos mensajes por Facebook. Planear nuestra paella salió tan bien como cualquier cena que hubiera organizado con Sarah. Esto me asustó un poco. Esperaba que no estuviera repitiendo. En verdad me gustaba Melissa. Algo en su energía y alma me tenía muy emocionado. No sólo físicamente, sino excitado por la vida. Me sentía como si quisiera impresionarla, enseñarle y compartir cosas con ella, y mostrarle lo bien que podría sentirse si seguía algunas de las cosas que hice para cambiar mi vida. Me di cuenta de que vivía en una pequeña jaula (en la que ya no quería estar) y quería ayudarla a ser libre.

Sólo había un problema: el día antes de la cena me informó que les tenía terror a los perros.

—Un perro enorme y feroz acorraló a mi hermana gemela en una esquina cuando teníamos cinco años. No pude salvarla porque estaba completamente indefensa, y aunque no pasó nada (las dos estuvimos bien) se me quedó grabado por el resto de mi vida... Está mal porque a veces, cuando estoy cerca de un perro grande, como que ni siquiera puedo moverme, como que todo mi cuerpo se paraliza.

—Oh, eso es terrible —dije.

—¿Peety es un perro grande?

—Pesa veinte kilos, quiere decir que es un perro mediano. Pero la mayoría de la gente lo ve grande.

—Ay, Dios. Está bien. Yo... sólo...

—Mira, mándame un mensaje cuando llegues —dije con suavidad—. Lo bajaré para que se puedan conocer afuera. Es el perro más dulce del mundo y te prometo que se llevarán bien.

Cuando llegó bajé a Peety y nos reunimos en el área de pasto que hay frente a nuestro edificio. Supuse que sería mucho más seguro que en el departamento. Si Peety sentía su miedo no sabía cómo lo interpretaría, en especial dentro de su castillo.

Melissa parecía una niña asustada cuando salimos. Se quedó parada, casi congelada con una sonrisa nerviosa.

—Hola... —saludó.

—Hola —respondí jalando a Peety hacia atrás. Él seguía tirando de su correa tratando de ir a saludarla—. Avanza un poco, pon tu mano hacia abajo y en forma de puño, baja la cabeza como si vieras al piso, así no pensará que estas tratando de dominarlo ni nada, luego lo dejaré para que vaya a oler tu mano, ¿está bien?

—¡Oh! Dios... está bien —contestó. Puso la mano, bajó la mirada y cerró los ojos.

Cuando la húmeda nariz de Peety tocó su mano, de inmediato la hizo para atrás.

Peety movió la cola, la miró y luego a mí. Estoy seguro de que quería lamerla.

—Está bien —dije—. Deja que te olfatee. Le agradas, te lo aseguro.

Volvió a poner la mano, Peety la lamió y cuando abrió los ojos empezó a saltar a su alrededor todo emocionado como si quisiera jugar.

—Ay, Dios, ¿qué está haciendo? —gritó, subiendo los brazos y cruzándolos sobre el pecho.

No podía creer lo alto que saltaba. Sólo lo vi hacer eso un par de veces, cuando estaba demasiado emocionado (literal, saltaba más arriba de mi cabeza una y otra vez como si estuviera en un palo saltarín gigante).

—¡Quiere jugar! ¡Le gustas! —exclamé—. Está bien, está bien, Peety, pero Melissa todavía no está lista para jugar. Démosle unos minutos, ¿de acuerdo?

Caminé hacia los arbustos y lo dejé hacer pipí.

—Muy bien, entremos.

—Discúlpame.

—No hay de qué disculparse. Aprecio tu esfuerzo. Mira, si algún perro te rodea, será Peety. Así que no te preocupes, ¿está bien?

Subimos al elevador juntos y Peety siguió mimando a Melissa todo el tiempo.

—En verdad es súper lindo —dijo.

Cuando las puertas se abrieron Peety salió primero y se dirigió a la entrada. Estoy seguro de que estaba emocionado por enseñarle la casa a nuestra nueva amiga. Melissa nos siguió dos pasos atrás, y cuando estuvimos adentro Peety la rodeó un par de veces y trató de guiarla a la sala, pero luego decidió dejarla sola. Se echó frente a la puerta principal mientras nos dirigíamos a la cocina.

—¡Wow! Tu casa es muy bonita —dijo.

—Gracias.

—En verdad me gusta este azulejo.

—¿El de la pared para evitar salpicaduras? Sí, se ve bien, ¿no? Yo lo puse.

—¿Qué? ¡No lo creo! Así que cocinas, pegas azulejo, ¡eres todo un *renaissance man*!

—Je, je, un poco —contesté—. ¿Lista para empezar?

—No. Temo que arruinaré todo —dijo—. En verdad soy muy mala en la cocina.

—Te prometo que no. Será divertido.

Encima de la paella, la cual terminamos con tempeh ahumado en un horno al aire libre que tenía con orgullo en mi balcón, pusimos un menú de cocteles, una jarra grande de sangría y una variedad de aperitivos tipo "tapas" valencianas (desde aceitunas blancas hasta un pan de elote casi negro hecho de maíz morado molido en piedra, el que por desgracia no podía comer). Melissa hizo todo como una profesional. Fue una aprendiz muy rápida.

No era la mejor amiga de Peety en ese momento, pero su terror parecía disminuir conforme avanzaba la noche. Peety no la molestó. No estuvo a su alrededor. Pero cuando descansó y se sentó en la mesa de la cocina, vino y se echó en sus pies.

—Ésa es muy buena señal —le dije.

—¿Sí?

—Sí. En pocas palabras te está dando un abrazo.

—¡Oh! —exclamó, mirando hacia abajo con una sonrisa vacilante mientras sentía el calor de su pelaje en los pies—. Es muy dulce.

La lista de invitados a la reunión de esa noche era ecléctica, incluía: un físico con doctorado; una vegana de treinta y tantos que no comía gluten ni soya (Melissa decía que tenía los ojos puestos en mí, pero yo sabía que mis ojos estaban puestos en Melissa); un tipo llamado Syd que le ayudó a empezar el grupo de reuniones antes de que yo la conociera; los dos chicos de la India que asistían a cada cena; más la hermana gemela de Melissa y su novio, quienes eran vegetarianos, pero Melissa los quería convencer de que se volvieran veganos.

Me llamó mucho la atención que Melissa fuera una anfitriona tan encantadora con cada uno de los que cruzaron la puerta y aun así no la perdiera durante la fiesta (como acostumbraba perder a Sarah). Se quedó conmigo, conectada, como compañera y cómplice para lograr que la cena fuera una gran experiencia para todos. Parecía que bailábamos uno alrededor del otro en la cocina, moviéndonos con facilidad sin chocar (excepto cuando lo hicimos a propósito, con esta especie de roces pequeños "ya-sabes" que prenden los sentidos). Una mano entre la espalda y la cintura para indicarle al otro que se mueva, el roce de los antebrazos cuando te estiras para alcanzar un tazón, ese momento cuando moví el cabello de su cara porque tenía las manos ocupadas en el fregadero... y me esforcé mucho para no besarla por primera vez frente a nuestros invitados. Sabía que ella también sentía ese deseo. Y una parte de mí no podía esperar a que se fueran los invitados.

La hermana de Melissa y su cuñado fueron los últimos en irse. Vi el reloj: las 9:30 p.m. Los dos habíamos pasado casi seis horas juntos dando vida a esta fiesta de principio a fin, y de alguna forma cada minuto de los preparativos y la presentación se convirtieron en algo divertido y atractivo. Recuerdo que pensé: *En ningún momento de toda la tarde y noche las cosas se pusieron tensas, incómodas o raras, de ninguna manera.*

Incluso se iba sintiendo más cómoda con Peety.

A veces no reconoces lo normal hasta que lo sientes. Y en esos momentos te das cuenta de cuánto de lo que pensabas que era normal en el pasado en realidad era menos de lo que querías sentir.

Melissa era tan agradable como el tiempo que pasé con ella, y ya para el final de la fiesta sabía que a partir de este momento quería estar todo el tiempo que pudiera con ella.

Cuando cerramos la puerta ambos nos recargamos en la pared del pasillo y soltamos un gran suspiro de alivio, luego nos reímos de que lo hicimos al mismo tiempo.

—¡Fue *agotador*! —exclamó.

—Sí, pero valió la pena —contesté.

—Mmmm... —agregó.

No pude esperar un segundo más. Me incorporé, puse mi mano derecha en la pared, justo arriba de su hombro, me incliné y... la besé... muy suave.

Fue perfecto.

Miré sus ojos, ella vio los míos, levantó su mano, la puso detrás de mi cuello y me jaló para un segundo beso. Entonces nos envolvimos en un gran abrazo de oso y sentí su boca abierta junto a mi oído (¡bostezando!).

—Ahhhhhh —dijo con una hermosa risita—. ¡Perdón! No eres tú, ¡lo prometo!

—Tal vez deberíamos sentarnos —dije.

Asintió con la cabeza.

Tomé su mano, y cuando dimos la vuelta para pasar la cocina nos detuvimos y vimos el enorme desorden de platos, ollas y sartenes esparcidos en toda mi barra como restos de camiones averiados y casquillos en un campo de batalla. Peety se acercó y se echó a nuestro lado cuando nos apoyamos juntos en la puerta. Vi que Melissa extendió el brazo y acarició la parte superior de su cabeza con suavidad. No estoy seguro si estaba consciente de lo que hizo, pero estoy seguro de que me hizo muy feliz.

De pronto me di cuenta de que también bostezaba y me reí.

—Ay, Dios —dije—, deberíamos limpiar de una vez, antes de sentarnos y no querer pararnos otra vez.

Melissa lo pensó un momento mientras apoyaba su cabeza en mi hombro.

—Nah —contestó—. Descansemos y limpiemos en la mañana.

Capítulo 19

En el camino

Melissa y yo fuimos inseparables después de esa primera noche. En una semana se sintió cómoda dejando que Peety se acurrucara a su lado en el sillón, mientras veíamos una película. Acariciaba la parte trasera de su cuello todo el tiempo y estaba bastante seguro de que él ya le había derretido el corazón.

En cuanto a la relación, después de involucrarnos esa primera noche, nos tomamos las cosas bastante lento al principio, al menos para los estándares modernos. Nos vimos de manera constante durante un mes antes de presentarme a sus hijos, uno a la vez.

Empezó con Joey, el de seis años. "Mi niño tranquilo y relajado", dijo. Joey también les tenía terror a los perros, pero le presentamos a Peety, lo acompañamos mientras se conocían y en cuestión de segundos estaba de rodillas acariciando su cuello. Fue impresionante. Era un niño genial que se parecía a su mamá, lleno de energía, luminoso y divertido. Y creo que ver a su madre sentirse bien alrededor de un perro por primera vez, en verdad lo ayudó a superar su miedo.

Melissa esperó algunos días para presentarme a su otro hijo, Michael. Estaba preocupada. Era un preadolescente con autismo. Me contó que para sus antiguos novios a veces fue difícil acercarse a él. Podía enojarse por cualquier cosa, cerrarse a escuchar o sólo ser antisocial. La verdad, considerando quién había sido en mi pasado, no estaba preocupado. En verdad me gustaba Melissa y pensé que sería capaz de tomarlo con calma. Además, tenía a Peety, el rompehielos (mi conducto al mundo).

Como era de esperar, Michael se encariñó con Peety de inmediato. Le gustaban los perros, de hecho, siempre había querido tener uno, así que se llevaron muy bien, como dos hermanos, desde el primer día. Se sentó en el piso, jugó luchitas con Peety, éste le lamió la cara y esa maravillosa relación entre los dos sirvió como puente para unirnos a todos.

Melissa no estaba lista para dejar que Peety le lamiera la cara, incluso uno o dos meses después, pero Peety hizo su mayor esfuerzo para que lo quisiera. A veces, cuando ella y Michael estaban sentados en el sillón, se subía encima de ellos y se echaba sobre los dos regazos con todo su peso, "atrapándolos" hasta satisfacer sus demandas de atención y caricias.

Los cinco estábamos juntos casi todos los días, fuimos intimando más, hasta que al final me sentía molesto y triste cada vez que ella y los chicos se iban de mi condominio.

—Tal vez deberíamos vivir juntos —le dije un día.

—Tal vez deberíamos —afirmó.

Y así, Melissa y los niños se mudaron a mi departamento. De pronto, Peety y yo teníamos una familia. Al estar cerca de mí todos los días, compartir *smoothies* en las mañanas, cenas basadas en plantas en las noches y acompañarme a pasear a Peety dos veces al día en nuestras caminatas, Melissa empezó a perder peso sin proponérselo. La primera vez que descubrió que había bajado un poco más de dos kilos estaba tan emocionada que decidió ir con todo. Dejó la comida chatarra vegana y sólo comía lo que yo cocinaba. Evitó todo lo que viniera empaquetado. En resumen, trató de seguir el mismo plan alimenticio que me había funcionado y hasta empezó a sacar a caminar a Peety cuando yo estaba trabajando.

Seguí dándole clases de cocina y aprendió las habilidades que necesitaba para preparar comidas sabrosas. Cuando entendió el concepto de usar especias para que incluso los alimentos desabridos supieran increíbles, sus hijos también se enamoraron de nuestra forma de comer. Cada vez que podíamos, todos disfrutábamos juntos comidas basadas en plantas y alimentos enteros, como una familia en la mesa del comedor.

En cuestión de unos meses éramos como cualquier otra familia. Trabajo, escuela, tarea, cenas, juegos de fin de semana, paseos y viajes a la playa. Peety estaba en la gloria. Tenía tanto amor para dar y ahora había cuatro oportunidades para que se lo devolvieran.

Al seguir mi plan alimenticio, Melissa bajó de noventa y cinco a sesenta y un kilos en menos de un año. Se veía increíble. Salía de compras y regresaba a casa sintiéndose sexy. Terminó por salir a correr con los niños y Peety, jugar a la pelota con ellos y tener el tiempo de su vida. Además, los dos nos involucramos más que nunca en el proceso.

Pero luego algo cambió.

El nuevo cuerpo y estilo de vida de Melissa la liberó... y quería explorar esa libertad. Sentía que veía el mundo con nuevos ojos y quería hacerlo desde un lugar nuevo. Empezó a buscar oportunidades de trabajo y las compañías en las que deseaba laborar no estaban en el Área de la Bahía. Quería mudarse... empezar una nueva vida.

Desde el principio me sentí incómodo. Había puesto alma y corazón en arreglar mi departamento. Construí una vida con Peety justo ahí. Le dije que no se precipitara. "Dame tiempo. Quizá en algún punto los dos nos sentiremos igual. ¿Por qué acelerar las cosas?", le pregunté. Éramos felices. Teníamos un lugar maravilloso para vivir. Pensé que mis palabras la harían entender.

Entonces, un día llegó a casa y me dijo que tenía una oferta de trabajo... en Seattle.

—Bueno, si ésa es tu decisión, es tu decisión —dije—, yo no creo estar listo para mudarme.

De pronto parecía que todo lo que habíamos construido juntos sólo era un sueño. Me sentía como si estuviera en una especie de burbuja, como en una bola de cristal con nieve... y ahora estaba afuera, buscando la misma vida a la que una vez guie. No podía agarrarme de nada. No podía regresar a ella.

Semanas después, parado afuera de ese cristal, vi cómo Melissa y los niños empacaban sus cosas en cajas. Luego les ayudé a cargar el camión de la mudanza.

No rompimos. En realidad no hicimos nada. Me dijo que esperaba que yo cambiara de opinión. Prometió llamarme para reportarse durante su largo viaje al norte. La besé. La abracé. Le dije adiós con la mano y lágrimas en los ojos mientras pensaba: *¿qué diablos pasó?*

A veces, sin importar lo cerca que nos sentimos de alguien, sin importar cuánto signifique para nosotros, no podemos saber lo que en realidad piensa, siente o qué está pasando en su interior. No importa qué tan vinculados estemos, cada quién está en su propio viaje. Todos funcionamos con nuestro propio reloj, mentalidad, desde nuestra perspectiva. Y a veces esto hace extremadamente difícil entender dónde estamos parados en este mundo confuso.

Esa noche me encontré cenando en el piso, sólo Peety y yo, solos otra vez, en nuestro departamento decorado de forma maravillosa pero completamente vacío.

Melissa llamó la noche siguiente para informarme que estaban bien. Se preparaban para dejar un hotel cerca de la frontera con Oregon. Le agradecí por hablarme. Le dije: "Te amo", y ella contestó: "Yo también".

Lloré en mi cuarto abrazando a Peety y dándome cuenta de que había cometido un terrible error.

Llamé a Melissa en la mañana y le dije que quería estar con ella. Había sido un tonto.

—Estar aquí no tiene ningún sentido. Este lugar no significa nada para mí sin nosotros —le dije.

De inmediato rompió en llanto.

—Ay, Dios mío, Eric, estoy tan feliz, ¡tan feliz! No quería hacer esto sin ti —dijo—. Los niños están molestos. Extrañan a Peety. Yo también. Y te extraño.

Cuando colgué el teléfono puse manos a la obra para vender el departamento. Ya había pensado alguna vez en cambiar de trabajo. Una compañía nueva que estuve revisando dijo que tratarían de darme un puesto en cualquier lugar donde quisiera vivir. Así que los llamé. Confirmaron que podía trabajar en Seattle. Acepté y le dije adiós a mi antigua compañía.

Hice cuentas y descubrí que al combinar nuestros sueldos Melissa y yo podíamos rentar un departamento increíble en el centro de Seattle, justo en medio de todo, en un edificio lujoso, con vista panorámica de los astilleros, gimnasio, alberca y *concierge*. El costo de vida en Seattle era mucho menor que en el Área de la Bahía de San Francisco. No hay impuesto sobre la renta en el estado de Washington, lo que significaba aumentarme el sueldo casi veinte por ciento sólo por mudarme. Fui un tonto por no abrirme a la idea de Melissa desde el principio.

Mi condominio en San José era un sitio de interés turístico, así que recibí una oferta en menos de una semana. Lo vendí bien. Mi nuevo jefe contrató una mudanza profesional para mis cosas y decidí hacer algo que nunca había hecho en mi vida: en vez de manejar directo hasta Seattle y empezar a trabajar de inmediato, llevé a Peety en un viaje por carretera. Agendé una semana de vacaciones y tracé una ruta imprecisa por la costa de California. Peety y yo nos pondríamos en camino para una gran aventura, parándonos en cada hermosa vista y lugar turístico que encontráramos entre San José y Seattle.

Fue impulsivo. Fue un poco loco. Y fue fabuloso.

Como yo lo veía, ambos teníamos muchos años para compensarlo. Nos merecíamos ver el mundo, contemplar los paisajes, disfrutar las vistas y hacerlo a nuestro ritmo. Tiempo atrás había jurado que Peety iría a lugares que la mayoría de los perros no puede, y ya era hora de cumplir mi promesa.

Busqué en Google Maps y tracé una ruta básica. Manejaría por toda la costa desde el norte de California hasta Washington. También busqué algunas páginas de viajes para destinos potenciales. Investigué en internet todos los cafés y restaurantes aptos para veganos que pudiera encontrar a lo largo del camino. Hice una lista y los marqué en el mapa. Era un plan bastante impreciso, pero cuando tuviéramos hambre, en casi cualquier tramo de la carretera, sabía que encontraríamos una buena comida.

Así que cruzamos el Golden Gate y paramos para nuestro primer almuerzo vegano en un pequeño café en Sausalito.

Desde el momento en que nos pusimos en camino sentí cómo Peety y yo hacíamos una transición sin prisa entre nuestra vida anterior y la nueva que teníamos por delante. Sólo sentíamos paz y libertad. Era mediados de octubre. El cielo era azul y el clima estaba bien, no hacía calor abrasador. De alguna manera este cambio se sentía como un renacer.

Un viaje en carretera conlleva tiempo para reflexionar. Cuando atravesamos el condado de Marin pensé que nunca había hecho una travesía así. Si por mí fuera, habría pisado el acelerador para llegar en dos días hasta Seattle. Nunca fui a ver una película solo. No me gustaba comer en restaurantes solo. Tener un compañero en este viaje me permitía hacerlo por él. Quería mostrarle a Peety los lugares a lo largo de estos caminos. Era su chofer personal, quien, por cierto, también disfrutaba el viaje.

No estuvimos mucho tiempo en carretera antes de desviarme por primera vez. En vez de seguir derecho por la costa, pensé que deberíamos ver la región del vino: el Valle de Napa. La región no está lejos de San Francisco, pero nunca había ido de turista. De hecho nunca había estado ahí. Se sentía como un rito de paso, como caminar por el Golden Gate e ir a Alcatraz. No tenía idea de cuándo regresaría por aquí después de mudarme a Seattle, así que lancé mis preocupaciones al viento y dije:

—Hijo, vamos por algo de vino.

Giramos hacia el este y llegamos a Napa justo a tiempo para comprar un boleto en el último paseo para el Tren del Vino por el Valle de Napa. Ni sabía que existía un Tren del Vino. Seguimos algunas indicaciones de la carretera y entramos en una vieja estación, donde estaba un tren con cien años de antigüedad. Resultó que ofrecían viajes redondos a un par de viñedos diferentes, incluyendo paseos en las instalaciones donde se elaboraba el vino. Además el tren tenía un vagón comedor.

—¿La cocina del tren acepta veganos? —pregunté

—Las opciones son limitadas, pero sí. Veganos, vegetarianos, los que no comen gluten y demás. Sólo avísele a su mesero cuando esté a bordo.

Era un poco caro, pero dije:

—¿Por qué no? ¡Regístrenos!

—¿Supongo que es un perro de servicio? —preguntó el hombre detrás de la taquilla.

—Lo es —respondí.

—Está bien.

Antes de darnos cuenta, Peety y yo estábamos formados con gente de todo el país y del mundo, algunos habían comprado sus boletos para este tren con meses de anticipación. El hecho de que sólo necesitaba un asiento fue una bendición. Si viniera otra persona conmigo tal vez no habría conseguido un boleto de último minuto.

Peety y yo subimos al tren (su primero en la vida) y se echó bajo la mesa mientras el motor rugía y las ruedas empezaban a girar. Recorrimos campos preciosos, salpicados con algunas de las bodegas de vinos más famosas. Las opciones veganas del menú fueron muy pocas. En realidad no comí lo suficiente para llenarme, me pareció un poco decepcionante dado el precio que me cobraron, pero no me molestó. ¿Cómo podría molestarme cuando estaba probando vinos de Napa?

Al poco rato Peety y yo bajamos a nuestro primer paseo. Al entrar a este mundo de riqueza y saborearlo pensé que de seguro era muy difícil que un perro en la tierra hubiera puesto una pata aquí. Nos maravillamos con los vinos envejeciendo en filas y filas de barricas de roble y disfrutamos del fuerte aroma de la fermentación de las uvas mientras el guía de turistas nos compartía historias que nunca recordaré. No compré vino ni una "suscripción" al final del paseo, pero de todas formas disfruté de algunas pruebas más.

Después tomamos un autobús de lujo para ir a otro viñedo y experimentamos todo de nuevo, sólo que esta vez era un ambiente mucho más moderno, lleno de barriles de acero inoxidable y una tienda de regalos lujosos, cuyo dueño era un ostentoso descendiente de franceses. Probé más vino y esta vez compré una botella para Melissa. Nos subimos al autobús para regresar al tren y luego a la estación, había un lugar vacío junto a mí. Así que Peety saltó sobre un asiento del comedor de lujo y se sentó como un caballero mientras miraba por la ventanilla durante todo el camino de regreso.

Por todas las pruebas de vino y como se acercaba la oscuridad de la noche, decidimos dar por terminado el día. No llegamos muy lejos, pero experimentamos un día que ninguno de los dos olvidará. Pensé que era un comienzo muy bueno.

Al día siguiente de nuevo nos dirigimos al norte por la autopista 101 y pronto llegamos a la zona de las secuoyas. Decidí despilfarrar en otro viaje en tren hacia el bosque, esta vez en una locomotora negra que arrojaba vapor en el aire. Nos llevaron a lo profundo del bosque y una vez ahí nos dejaron bajar y caminar entre esos impresionantes árboles. A Peety le encantó. Olía muy bien y el aire era muy limpio. Se sentía como mágico, como si al dar la vuelta fuéramos a ver duendes salir de las sombras y de la espesa vegetación. Antes de regresar al tren me puse en cuclillas y levanté la cabeza de Peety hacia el cielo, junto a la mía:

—Mira esto, chico. Mira qué altas son —dije.

De regreso al camino tomamos la Carretera Secuoya, la cual nos llevó por una ruta sinuosa y montañosa a través del bosque, todo el camino hacia el océano y la autopista 101. Casi de inmediato cambió la vista: de colinas y bosques a campos de cultivo y luego paisajes llenos de colas de zorro, con sus ligeras plumas moviéndose con la brisa y atrapando el brillo del sol de octubre.

Cuando nos cansábamos elegíamos un motel y dormíamos. Cuando teníamos hambre buscábamos el restaurante apto para veganos más cercano y comíamos. También traía una bolsa de alimentos veganos en el auto, pero la mayoría del tiempo compartíamos la comida, con mi plato en la mesa y el suyo en el piso. Cuando ascendíamos por un hermoso peñasco nos parábamos, salíamos y contemplábamos el escenario. Cuando vimos la señal para el famoso "Árbol del túnel" gastamos 90 pesos para manejar a través de él.

Giramos hacia el estacionamiento de un parque temático en el bosque llamado "Árboles de misterio" y decidimos no tomar el paseo en teleférico a través de los árboles. Pero nos dimos tiempo para maravillarnos con las estatuas gigantes del leñador Paul Bunyan y Babe, el Buey Azul, mientras Peety respondía al llamado de la naturaleza.

Nos detuvimos en los centros pequeños de pueblitos cuyos nombres no recuerdo y deambulamos por tiendas llenas de cosas raras. Vimos las olas romper en las rocas y nos asombramos con cada puesta de sol.

La longitud de la costa de California al norte de San Francisco es impactante. Si crees en lo que ves en las películas y lo que te enseñan en geografía en la mayoría de las escuelas, piensas que la parte más alta de California es el Valle de Napa. Pero continúa mucho más allá.

Paramos en Santa Rosa, California, para quitarnos el sombrero ante el lugar donde surgió Amy's Organics, el cual creció de una pequeña idea de una de las compañías de comida orgánica más grandes y reconocidas en el mundo. Pasamos la noche en un hotel cerca de Ukiah. Al final cruzamos a Oregon y nos dirigimos a Eugene, donde se originó el movimiento del trote norteamericano.

Eugene es la ciudad donde empezó Nike. Ahí está su oficina central. En verdad, ahí surgió el trote como pasatiempo popular en Estados Unidos. Se sintió muy bien pasar el día en esa ciudad. Y aunque Peety no era un gran corredor, lo llevé a un pequeño trote en una de sus pistas, sólo para decir que lo hicimos.

Esa tarde paramos en el café Cornbread, un restaurante de carretera típico, excepto por un detalle único: es completamente vegano. Sirven todo tipo de cenas y alimentos básicos y baratos, pero sin carne ni nada de lácteos. Ahí la comida casera es tan sabrosa, que una vez Guy Fieri lo presentó en *Diners, Drive-Ins and Dives* (un programa de televisión que, por lo general, muestra costillas y lugares donde sirven hamburguesas de un kilo).

Antes de que nos diéramos cuenta estábamos cerca de la frontera con el estado de Washington.

Peety parecía un poco deprimido durante la parte final del viaje. No estoy seguro si era porque no regresaríamos a casa o porque llevábamos mucho tiempo separados de Melissa y los niños y ya extrañaba su compañía. Quizá estaba triste de que el viaje ya casi terminaba. O tal vez los perros también entran en periodos de reflexión profunda (como los humanos). No estoy seguro. Sé que pasé mucho de nuestro tiempo en estos largos tramos de camino pensando en las cosas que Peety y yo habíamos hecho y visto juntos en los últimos cuatro años. Era asombroso cuánto habían cambiado nuestras vidas.

O quizá sólo estaba cansado de todo el viaje. Yo lo estaba.

Me sentía listo para ir a casa. A nuestra nueva casa. A empezar una nueva vida en una nueva ciudad. Habría tanto que explorar y descubrir ahí...

de alguna manera me preguntaba si se sentiría como un viaje en carretera continuo (como si ahora nuestras vidas se hubieran transformado en una aventura sin fin).

Estaba seguro de algo: haría todo lo posible para cerciorarme de que la nueva casa de Peety fuera cómoda, de que se sintiera feliz ahí y de que fuera el mejor lugar en el que hubiera vivido en toda su existencia.

CAPÍTULO 20

De regreso a casa

La vida en el piso catorce era bastante buena para Peety y para mí. Él tenía su área de pasto en el cielo y estaba contento de regresar con su familia. Yo también. Harbor Steps (dentro del exclusivo código postal 98101) era uno de los lugares más lindos en que viví, ubicado en el centro de todo lo que cualquier persona pueda desear. Estábamos a dos cuadras del Mercado de Pike Place con sus filas y filas de productos frescos disponibles a diario; a un par de cuadras de una grandiosa vista a la bahía; en contraesquina del museo de arte; a pasos de excelentes restaurantes y tres cafeterías, sólo en nuestra cuadra.

Nuestro edificio tenía alberca, mesa de billar, biblioteca, jacuzzi, gimnasio, cancha techada de basquetbol y un patio al aire libre con una fuente donde Peety y yo nos relajábamos y almorzábamos tranquilos de vez en cuando. El trabajo de Melissa estaba en una torre al otro lado de la calle, lo que significaba que comíamos juntos cuando yo trabajaba desde casa.

Había una tienda Whole Foods muy cerca y Peety y yo descubrimos un oasis llamado Green Lake Park a unos kilómetros de la ciudad. Era un hermoso lago rodeado por un sendero de tres kilómetros y medio junto a una gran pista para perros cercada donde podían estar sin correa. A unas cuadras de ahí encontramos un lugar llamado Wayward Café, un lugar vegano de comida casera parecido al café Cornbread en Eugene, pero tres veces más grande y con un menú aún más amplio.

Pronto quedó claro que Seattle era una de las ciudades más aptas para perros de todo el país y el lugar más apto para veganos desde que dejé Berkeley. Pensé que quizá los perros y los veganos iban juntos.

Es curioso, pero me di cuenta de que la mayoría de los corredores que encontré también eran amantes de los perros.

Por alguna razón, a donde volteara, los perros, el estilo de vida saludable y la gente feliz parecían ir mano con pata.

Seattle fue en verdad un nuevo comienzo para mí. Para todos. Todo parecía nuevo. Todo era refrescante. Se sentía bien estar junto al agua. También para los niños era divertido estar en medio de un área turística. Vivíamos en la misma calle del Hard Rock Café y a unas cuadras del gigantesco Seattle Great Wheel, una rueda de la fortuna descomunal que compite con el London Eye. Y, por supuesto, en Seattle estaba la famosa Space Needle. Exploramos todos esos lugares, no sólo con los niños, también con Peety. Así que mi perro en verdad subió al cielo y miró la ciudad desde arriba, en todos esos increíbles miradores hechos por el hombre.

También encontré una pequeña playa en el Estrecho de Pudget, junto al sendero donde corría, en la que Peety nadaba con seguridad. A veces se aventaba al lago y espantaba unos cuantos patos en el parque. De verdad tuvo todas las diversiones y excursiones que un perro podía desear disponibles en la palma de su pata. Incluso todo el personal del *concierge* se enamoró de Peety. Siempre lo saludaban con una gran sonrisa y tenían premios para él.

Y claro, continuamos con nuestros tradicionales paseos en la mañana y en la tarde, sin importar las demás actividades que planeáramos. Comer bien y caminar treinta minutos dos veces al día fueron la rutina que hizo que todo esto fuera posible. Nunca lo olvidaría. Y Peety tampoco.

Pero mi trabajo se volvió más pesado conforme me establecí. Descubrí que tenía que viajar en avión más que en la empresa anterior. Mi territorio de ventas era un área mayor que antes, lo que significaba más aviones y más noches fuera.

Me preocupaba no poder llevar a Peety conmigo. A veces me reprochaba por no entrenarlo para venir conmigo a los aeropuertos y ser paciente para viajar en avión. Le fue tan bien en nuestros viajes en tren en California que me preguntaba si me preocupaba demasiado por cómo se portaría en un vuelo. Pero me pareció un poco tarde para averiguarlo. Además, aunque a veces me preocupaba desmayarme otra vez, no sufrí otro episodio igual en todo este tiempo, a pesar de que corría con más frecuencia y entré a más maratones que nunca. Supuse que era seguro viajar sin él.

También me sentía más cómodo dejando a Peety con Melissa y los niños. Lo amaban y parecía que él se sentía en el paraíso con una familia a su alrededor. La ventaja para mí era que siempre disfrutaba de una hermosa bienvenida después de cada viaje. En cuanto escuchaba mis llaves Peety cruzaba la habitación volando para saludarme en la puerta de entrada a nuestro departamento con una serie de saltos perrunos en el aire.

Fue curioso. Al acercarse la primavera llegué a casa de un viaje y noté que Peety no hizo sus saltos habituales. Corrió hacia mí. Giró en círculos. Estaba tan emocionado como siempre. Pero no brincó.

Esa noche, en la cama, le pregunté a Melissa:

—¿Notaste algo diferente en Peety?

—¿A qué te refieres?

Le conté sobre la bienvenida y dijo:

—Bueno, ahora que lo pienso, se mueve más despacio en sus paseos.

—Ah, ¿sí? —dije—. No lo había notado.

—Sí. Sólo un poco. No sé. Quizá me equivoco.

—Mmmm...

No lo pensé mucho. Comía bien y no mostraba ningún signo de enfermedad. Estaba al día con sus vacunas. Todo parecía bien en su última revisión, justo antes de dejar San José: cuatro o cinco meses atrás. Además, un servicio móvil de peluquería canina venía a arreglarlo y tampoco mencionaron nada extraordinario.

—Quizá sólo empieza a mostrar los signos de su edad —dije.

—¿Qué edad tiene, por cierto? —preguntó Melissa.

—No te voy a decir —dije yo.

—Ah, ¿igual que no me querías decir que tenías cincuenta y cuatro cuando empezamos a salir? —dijo ella.

Me reí.

—Sí. Qué chistoso.

—¡Tú creíste que tenía cuarenta y tres! —dije aún riéndome.

—No, sólo quería alimentar tu ego. Supuse que tendrías como sesenta —bromeó.

—¿Ah, sí? —dije.

—¡Sí! —contestó.

—¡¿Ah, sí?! —comencé a hacerle cosquillas y Peety nos gruñó desde los pies de la cama.

—¡Detente! —dijo Melissa—. Tengo que trabajar en la mañana. Duérmete ya. Peety también está cansado.

—Está bien, está bien —contesté.

Apagué la luz, y en la oscuridad le dije:

—Tiene doce. Quizá trece. Tenía como siete cuando lo adopté, así que... sí. Mínimo doce.

—Mmmm... Bueno, buenas noches.

—Buenas noches —susurré—. Buenas noches, Peety.

Un par de semanas después, en la segunda semana de marzo, llevé a Peety a dar un paseo por el vecindario en la noche. Ahí noté que caminaba un poco más despacio cuando salimos del edificio. También fue entonces cuando salvó mi vida de la manera más espectacular: saltó casi dos metros en el aire para defenderme de un vagabundo agresivo que surgió de las sombras en la esquina de las calles Pike y Second.

Dos días después salí de viaje. Esta vez tenía que ir a Dallas a una feria comercial. En la noche del primer día Melissa me llamó.

—Eric —dijo. Noté el temblor en su voz desde el momento en que empezó a hablar—. Algo le pasa a Peety.

—¿A qué te refieres?

—Está enfermo. No come. No quiere levantarse, ni siquiera cuando le habla Michael —dijo ella.

—Ay, no. ¿Será algo que comió? ¿Agarró algo?

—No lo sé. No parece él.

—Te acuerdas del incidente del germinado, ¿verdad? —le pregunté.

En mi búsqueda incesante por comer alimentos cada vez más frescos, con mayor concentración de nutrientes, comencé a germinar mi propia comida en San José. Un día Peety encontró mi paquete de semillas orgánicas de brócoli. La rompió y se comió al menos una taza. Terminó con diarrea cerca del riachuelo en el Penitencia Creek Park a la mañana siguiente, y varias semanas después un montoncito de brócoli orgánico empezó a crecer en ese lugar. Nos reíamos del hecho de que Peety no sólo plantó brócoli, sino que ¡también lo fertilizó!

—No, no creo que sea algo así —dijo Melissa. No hay nada roto por ningún lado, nada está abierto, nada.

El hecho de que no se riera de la anécdota de las semillas de brócoli me hizo pensar qué tan mal estaba Peety.

—Quizá será mejor que lo lleves al veterinario —dije.

—Es tarde. Ya cerraron —dijo ella.

—Bueno, llévalo mañana temprano. O vayan a un veterinario de urgencias. Paga con mi tarjeta de crédito —dije.

—Está bien —contestó—. Te aviso luego.

—Está bien. Dale un beso de mi parte.

Tuve reuniones al día siguiente. Melissa me envió un mensaje diciendo que el veterinario quería que Peety se quedara una noche en observación. Pensé en regresar temprano al día siguiente, pero tenía una cena importante en el Gaylord Texan, un hotel elegante, gigantesco y centro de convenciones. Era mi primer año en este nuevo trabajo. Sentí que irme por cuidar a mi perro enfermo no se vería muy bien y Melissa estuvo de acuerdo.

—No hay nada que puedas hacer —dijo—. Volveré en la mañana.

Terminábamos la cena cuando me llegó una notificación en el teléfono, avisándome de un cargo grande en mi tarjeta de crédito. Era de servicios veterinarios por treinta y dos mil cuatrocientos pesos. Llamé a Melissa en el camino de regreso a mi habitación y me dijo que hicieron una serie de pruebas, una resonancia magnética y otras cosas más. Tendrían los resultados al día siguiente.

Estaba en un desayuno de trabajo a la mañana siguiente cuando sonó mi teléfono. Era Melissa. Me disculpé y salí a un pasillo tranquilo.

—Hola, ¿qué pasó? —pregunté—. ¿Cómo está Peety?

Melissa lloraba.

—Tienes que venir a casa, Eric. No está bien. No está nada bien —dijo.

—¿Qué quieres decir? ¿Qué pasa?

—Dijeron... dijeron que le encontraron una masa muy grande en el bazo.

Me sentí mareado. A penas me mantenía en pie. Me apoyé contra la pared.

—¡¿Qué?! —exclamé.

—Apenas puede caminar. Tuvimos que levantarlo para subir al auto. Michael lo cargó hasta el departamento, Eric. No se mueve. No ha tocado la comida ni el agua.

—Espera, ¿lo enviaron a casa?

—Sí, Eric —contestó—. Dijeron que sin importar lo que fuera, es enorme. Y...

—¿Qué?

—No creen que sobreviva.

—¿Qué?

Comencé a llorar. Alguien abrió la puerta del restaurante y el sonido de los comensales hablando, comiendo y rechinando los tenedores contra los platos me ensordecía.

—Sólo... cuídalo, ¿está bien? Cuídalo. Estoy seguro de que se equivocan. Veré si puedo tomar un avión y salir de aquí hoy mismo.

—Inténtalo, cariño. Por favor. No puedo hacer esto sola. No puedo.

—Sólo dile que estaré en casa en cuanto pueda. Dile eso. Él entiende, ¿está bien? Dile.

No pude tomar un avión sino hasta la tarde del día siguiente. Era un vuelo con escala. Hubo un retraso en el segundo aeropuerto y la espera casi me mata. Quería gritar. Era de noche cuando llegué a Seattle. Le pedí al taxista que se apurara. "Por favor."

Abrí la puerta del departamento esperando escuchar las patas de Peety corriendo hacia mí.

No escuché nada.

—¿Hola? —llamé.

—Aquí —dijo Michael.

Seguí el sonido de su voz hacia el balcón, donde encontré a Michael en el piso con un brazo alrededor de Peety, los dos acostados en el piso sobre un colchón de cobijas encimadas con cuidado. La puerta del balcón estaba abierta, llenando la habitación con el aire fresco de la noche. Melissa salió de la recámara.

—Joey está dormido. Estuvo despierto ayer toda la noche —susurró.

Alcancé a ver a Joey en la cama detrás de ella.

Peety no se levantó. Ni siquiera levantó la cabeza. Me miró con sus grandes ojos hermosos y lo perdí por completo. Caí de rodillas y comencé a llorar desconsoladamente.

—Peety, ¿qué pasa, hijo? —dije, besando su frente—. ¿Qué pasa, chico?

Michael se levantó mientras yo me acomodaba junto a mi chico y lo rodeaba con todo mi cuerpo.

—¿Comió algo? —pregunté.

—No —dijo Melisa.

—¿Nada?

—Ni agua. Mojamos un trapo y exprimimos un poco en su boca. Tratamos de darle a cucharadas y al principio las lengüeteó, pero luego se detuvo. Lleva horas así. Intentamos de todo.

—¿Llamó el veterinario con alguna noticia?

—No. Les llamé de nuevo, pero parece que los resultados de los estudios no salieron o algo. Parece que la máquina se descompuso. No lo sé. El lugar era un caos.

—¿Qué?

—Ellos... ellos no sabían ni lo que hacían. ¿Viste cuánto cobraron?

—Sí. No me importa el dinero. Yo sólo...

No quería discutir. No quería enojarme. Sólo quería que mi chico se sintiera mejor.

—¿No dieron alguna sugerencia de qué hacer? —pregunté.

—Me dieron el número de un hospital veterinario para enfermos terminales, Eric. Eso fue lo único.

Apenas podía respirar. Traté de inhalar profundamente y pensar. Debía haber algo que pudiera hacer.

Ahí fue cuando noté que la respiración de Peety era muy lenta y superficial.

—Dios mío —dije—. Aquí estoy, chico. Aquí estoy. ¿Cómo pudo suceder esto de la nada?

—No lo sé —dijo Michael.

Joey se sentó en la cama.

—¿Peety va a estar bien? —preguntó.

—No lo sé, hijo. No lo sé.

—Tratamos de llevarlo al balcón —dijo Michael—, porque hace mucho tiempo que no va al baño, pero no quiso ir. No se levantaba. Quería que tuviera un poco de aire fresco, así que me quedé aquí con él.

—Hiciste bien, Michael. Lo hiciste excelente.

El aire estaba frío, así que llevé a Peety a la recámara. Tomé la orilla de las cobijas y lo deslicé por el piso, hasta ponerlo junto a nuestra cama. Me acosté, exhausto por los vuelos y por la ansiedad de querer llegar a casa. Dejé un brazo colgando para seguir acariciándolo. Melissa se acostó junto a mí, y Joey y Michael se acomodaron en el piso con sus brazos sobre Peety.

—No puedo creer esto —dije—. ¿Cómo pudo pasar? ¿Por qué? ¿Por qué ahora? ¿Por qué?

Peety soltó un gemido y yo empecé a llorar otra vez.

—Quizá deberíamos apagar la luz —dijo Melissa.

—Sí. Es una buena idea. Descansemos todos un poco —dije.

Melissa se levantó, apagó la luz y Peety soltó un quejido lloroso distinto a cualquier sonido que hubiera hecho antes.

—¿Qué pasa, chico? ¿Qué sucede? —dije.

Melissa volvió a prender la luz y se detuvo. Todos lo acariciamos hasta que volvió a calmarse. Pero cuando trató de apagar la luz, empezó a gemir de nuevo.

—No, enciéndela otra vez —dije.

Bajé al piso y puse mi brazo a su alrededor.

—Prueba dejar la luz del baño prendida —dije. Lo hizo, y cuando apagó la luz del techo, la que venía del baño pareció reconfortar a Peety. Quería ver y no estar solo.

—Desearía poder hacer algo —dije.

—Yo también —dijo Michael.

—Y yo —dijo Joey.

Melissa les pidió a los niños que subieran a la cama con ella para descansar un poco. Yo me quedé ahí con Peety y le canté su canción favorita de John Lennon en un susurro.

—Es hora de dar las buenas noches, buenas noches, que duermas bien. Ahora el sol apaga su luz, buenas noches, que duermas bien...

Me quedé en el piso con Peety toda la noche. Su respiración se hizo pesada. De vez en cuando soltaba un gran suspiro. Cerré mis ojos por periodos largos y luego me despertaba con una sacudida de pánico, para asegurarme de que seguía con nosotros. Cada vez que lo hacía Peety me miraba. Y cada vez que me miraba se me llenaban los ojos de lágrimas.

Sobrevivió esa noche. Pero cada vez respiraba con mayor dificultad. Melissa llamó al hospital veterinario para enfermos terminales. Si había alguna manera de que estuviera más cómodo, quería saber qué hacer. Nos dijeron que alguien vendría en un par de horas.

Los niños no fueron a la escuela. Melissa se reportó enferma en el trabajo. Yo ni siquiera me molesté en avisar. No quería separarme de Peety ni un segundo.

—¿Por qué no tomas aunque sea un poco de agua o algo? Estira tus piernas. Estuviste toda la noche en el mismo lugar —me dijo Melissa.

—¿Te quedarás aquí con él? —dije.

—Claro —contestó, ella y los niños bajaron al piso y pusieron su mano en la espalda de Peety con cuidado.

Fui al baño y luego salí a servirme una taza de agua. Cuando regresé a la recámara me acosté en el piso, puse mi mano en el cuello de Peety y le rasqué detrás de las orejas.

Peety me miró a los ojos.

—Está bien, hijo. Está bien. Aquí estoy.

Segundos después soltó una exhalación muy larga. Su cuerpo se estremeció mientras su espíritu lo abandonaba. Miré cómo desaparecía la luz en sus ojos.

Fue muy pacífico.

Nunca antes vi un animal morir, y por un momento sentí alivio de que no pareciera doloroso. Estaba agradecido de saber que estuve con él y de que estuviera rodeado de las personas que amaba y que lo amaban.

Por un momento.

Luego me golpeó la realidad.

Mi perro. Mi chico. Mi hijo. Mi corazón.

Mi Peety.

Se había ido.

Capítulo 21
Una nueva esperanza

Como una hora después llegó el doctor Jason Goodwin, del hospital veterinario para enfermos terminales.

Metió un carrito en nuestro departamento.

Fue amable, compasivo y gentil con sus palabras.

Preguntó si queríamos que nos entregaran las cenizas de Peety o si queríamos un entierro. Dije que no a ambas.

Trajo un poco de arcilla para moldear y tomó la huella de las patas de Peety. Esa arcilla sería la base de una placa conmemorativa que hice para recordarlo y que después estuve muy agradecido de tener. Pero en ese momento todos esos rituales funerarios no tenían importancia para mí. Nada podría reflejar, honrar o acercarse a conmemorar a Peety, lo que hizo, lo que significó o lo que era. Nada.

Después de envolver su cuerpo y colocarlo en el carrito, el doctor Goodwin lo empujó por el piso. Sabía que su cuerpo ya no era Peety. Peety se había ido. Yo vi cuando se fue.

El doctor Goodwin se tomó el tiempo de cerrar la puerta con suavidad detrás de sí. Giró la manija antes de cerrarla de modo que apenas se escuchó un clic.

Aprecié eso.

Todos nos quedamos ahí en la terrible quietud del departamento, retraídos en una silla, un sofá o una cama; comiendo mordidas de cualquier fruta o semilla que pareciera tolerable de tragar; entrecerrando los ojos en el reflejo del sol mientras se deslizaba y caracoleaba en el Estrecho de Puget; mirando un área de pasto vacío que ahora parecía sin sentido a esa altura... en el cielo.

Esa noche los niños lloraron cuando los metimos a la cama.

Melissa lloró mientras se quedaba dormida.

Pero yo no. Yo me sentí vacío, con las lágrimas agotadas.

Conforme pasaron mis primeras noches de insomnio sentí el persistente retortijón ácido en mi estómago que no sentía en casi cinco años.

Una mañana los niños se fueron a la escuela. Melissa al trabajo. Y yo me quedé solo en el departamento... y comí.

Me comí las sobras de arroz y frijoles hasta terminarlas. También toda nuestra fruta y algunas semillas. Una hora después, tenía hambre otra vez.

No quería hablar con nadie sobre Peety, así que salí de casa antes de que los niños regresaran. Dejé una nota diciendo que no sabía a qué hora regresaría. Deambulé por todo el centro de Seattle. Caminé y caminé sin dirección. Me detuve en un pequeño lugar mexicano y ordené un taco vegetariano con tortilla de maíz recién hecha. Sabía tan delicioso que pedí seis más. No me importó lo que esas tortillas le harían a mi cuerpo.

Volví a caminar, aún sentía ese retortijón en mi estómago y me paré en una tienda. Salí con dos botes de helado Coconut Bliss, uno de los muchos antojos veganos que se encuentran en los estantes de chatarra de Estados Unidos.

Me detuve en el Hard Rock Café. Agradecí el volumen de la música. Me senté solo en el bar y pedí un bourbon. Tomé más bourbon que nunca desde que fui soldado en Alemania. Bebí en silencio hasta que el cantinero me dijo que no me podía servir más.

Me tambaleé por la calle, sentí el tirón del elevador conforme subía al piso catorce y abrí la puerta del departamento sólo para encontrar oscuridad y la ausencia del saludo de bienvenida. Caí en la cama.

—Por Dios, Eric. ¡Apestas! —dijo Melissa.

Yo gruñí y me desmayé.

Cuando desperté el retortijón en mi estómago seguía ahí. Quería detenerlo. No se me antojaba la carne o algo muy diferente a la dieta con que me alimenté durante los últimos cinco años. No deshonraría la memoria de Peety de esa manera. Sin duda no me alejaría del lado ético de mi dieta. Nunca. ¿Pero del lado saludable? No sabía si aún importaba.

Comí, comí y comí. Solo, en la esquina de un restaurante tailandés, devoré tres platillos enteros para cuatro personas cada uno. El mesero se rio.

—¡Vaya! ¡Tienes hambre!

Ni siquiera sonreí.

—Sí —dije—. Tengo hambre.

Volví al trabajo un par de días después. Comencé a viajar más a propósito. Comía y bebía en el aeropuerto.

Iba a casa y sentía que Melissa era una extraña. Estaba desconectado de sus hijos. Me empecé a frustrar con Michael.

Pasaron tres meses y el dolor no desaparecía. Entonces, de pronto, las cosas cambiaron. Nuestro contrato económico de nueve meses terminó y el edificio nos envió uno nuevo. Aumentaron nuestra renta a más de dieciocho mil pesos al mes. Era demasiado. Melissa tenía un sueldo decente, pero no bastaba para cubrir la diferencia y mis ventas bajaron desde que Peety murió, así que nos tuvimos que mudar. Encontramos una renta barata en los suburbios. Era un lugar pequeño. Una vivienda ordinaria. Nos apretujamos y aprendimos a vivir sin las amenidades y comodidades que el dinero puede comprar.

Ahora Melissa tenía que trasladarse al trabajo, lo que implicó comprarse un auto. La presión financiera adicional la afectó.

—La mayoría de la gente en este país tiene que comprar un auto para ir a su trabajo, Melissa. No es una cosa loca e inusual —le dije. Aun así, se quejaba. Todos los días. Sobre manejar, los gastos de gasolina y se escandalizó por el costo del seguro del auto. De alguna manera, esto era mi culpa.

Todos los años que le llevaba, de pronto se volvieron evidentes.

Era horrible vivir conmigo después de la muerte de Peety. Lo reconozco. No quería socializar. Sólo quería hacer mi trabajo y pasar noches tranquilas en casa. No podía enfrentar el mundo sin él. Pensé que Melissa, entre todas las personas, lo entendería.

Pero no.

Me molestaba de forma constante para que saliéramos, para que la dejara invitar amigos a la casa. Quería "salir", decía.

—¿Salir? ¿Qué es eso? —contestaba de forma vil.

Salía molesta a pasar la noche en la ciudad con algunos compañeros de trabajo.

Me sentía como si no quisiera pasar una noche en la ciudad, con nadie, nunca más. Soy demasiado viejo para esto.

Pasaron seis meses, todo entre neblinas, todo entre la bruma... y en esos meses subí entre nueve y catorce kilos, dependiendo de la báscula.

Empecé a sentirme enfermo. Tenía dolores en el pecho que podían (o no) ser reflujo gastroesofágico. Lo tomé como una señal. Decidí ir al doctor. *Quizá estos dolores significan que es tiempo de salir de la depresión.*

Agendé una cita con alguien que no conocía en el Hospital Virginia Mason de Seattle, y cuando entré lo que vi en el escritorio de la recepcionista me dejó helado. Esta mujer tenía una foto de un perro pegada al costado de su cubículo, junto a su computadora, un perro idéntico a Peety.

—¿Es su perro? —pregunté.

—Sí, era mi perra. Falleció hace un par de años —respondió.

—Lo siento —dije.

—Gracias. Era una gran perra.

—Sí. Seguro que sí. Yo tuve uno idéntico.

—¿En serio?

—Un chico. Peety. Murió hace unos meses. No lo he superado.

—Siento escuchar eso. Yo tampoco he superado su pérdida. No sé si algún día lo logre —dijo ella.

—Pero, estás activa ¿no? Yo como que apenas funciono. Quiero decir, ¿cómo lo hiciste? ¿Cómo volviste a sentirte normal?

—Conseguí un perro nuevo —dijo—. Eso me ayudó.

Me mostró una foto. No se parecía nada a Peety.

—Ah —dije—. No creo que pueda hacer eso.

—Dale tiempo —agregó—. Si tu perro significó tanto, entonces presiento que encontrarás otro. De hecho, funciona al revés, cuando haya por ahí un perro tratando de encontrarte, lo sabrás.

—¿Qué quieres decir?

—Cuando tu perro esté allá afuera buscándote, lo sabrás. Tu antiguo perro le ayudará... y sólo lo sabrás —contestó.

Sentí escalofríos correr por mi cuerpo. Era una de las conversaciones más extrañas que había tenido. ¿Quién era esa mujer? No dejaba de pensar en eso. Me fui y ni siquiera supe su nombre, pero la idea de que un perro estuviera ahí afuera, "buscándome", me daba vueltas en la cabeza. No podía olvidarlo.

Le conté a Melissa y pensó que sería bueno ir a algunos refugios locales para ver si algún perro me "buscaba". También dejó muy claro que no quería tener ni cuidar otro perro. Pero sabía que yo haría la mayor parte del trabajo y quería apoyarme.

Así que fuimos a los refugios. Vimos algunos perros muy lindos, pero no me sentí conectado de forma instantánea con ellos. Ninguno parecía ser "mi perro" o "buscarme".

Mientras hacíamos esto me di cuenta de lo especial que fue el proceso de adoptar un perro en la Sociedad Protectora de Animales de Silicon Valley. Ninguno de los refugios tenía una intermediaria como Casaundra. La mayoría dejaban que la gente eligiera el perro que creían querer. Me pareció tan extraño. Sin Casaundra nunca habría elegido a Peety... y Peety era el perro que en verdad necesitaba, el que me necesitaba a mí, el que era perfecto para mí.

Seguí visitando refugios cada pocos días durante el siguiente par de semanas con la vaga esperanza de que, de pronto, me invadiera la sensación de que uno de esos perros me estaba buscando. Al paso del tiempo comencé a sentirme tonto. *¿Por qué escuché a esa mujer?*

En casa, me sentaba en el sillón durante largos ratos y sentía la ausencia de la cabeza de Peety en mi regazo. Extrañaba su calor en mis pies bajo la mesa en el desayuno y su presencia en el asiento trasero de mi auto.

Ya no salía a caminar en las mañanas y en las tardes.

No sabía cómo caminar sin él.

Y luego, un día, puse mi alarma y me levanté muy temprano para la carrera anual 10K de la Seattle Marathon Association. Dejé de correr casi por completo, pero me registré para ésta meses antes y decidí cumplir con mi compromiso. No pagué mucho dinero por entrar, pero aun así no quería desperdiciarlo y, cuando me comprometía con algo, me gustaba cumplirlo. Además, sólo eran diez kilómetros, podía correrlos hasta dormido.

Así que los corrí. Estaba fuera de condición y cargaba con un quince por ciento extra de mi peso corporal, pero terminé. Cuando me detuve, me doblé con las manos en la cadera, tratando de recuperar el aliento y, de pronto, me invadió una sensación que nunca había sentido: supe que había un perro tratando de encontrarme. Lo sentí tan claro como sentía las punzadas en mis rodillas y en las plantas de mis pies.

Subí a mi auto y manejé directo al refugio más cercano: la Sociedad Protectora de Animales de Seattle.

No tenía instalaciones tan modernas como la Sociedad Protectora de Animales de Silicon Valley. Había letreros anunciando la construcción de unas nuevas, pero las actuales sólo eran un edificio de concreto, pintado de blanco, un pequeño estacionamiento y filas de perreras. La estructura estaba rodeada de árboles.

Al entrar al vestíbulo me golpeó el olor acre del desinfectante y agradecí al salir por la puerta trasera al patio abierto entre el edificio principal y las jaulas. No hablé con nadie. No le pedí ayuda a nadie. Sólo caminé directo hacia las perreras, donde había un letrero pintado que decía "Adopciones". Abrí la puerta y entré a un largo pasillo con jaulas en ambos lados. Miré dentro de la primera a la izquierda y a la derecha. Avancé, y en la segunda perrera del lado izquierdo estaba él: un labrador retriever negro azabache, delgado, alto, joven, atlético, resistente y con los ojos más dulces del mundo. Todos los demás perros ladraban como una tormenta y brincaban de arriba abajo, pero él no. Este perro estaba ahí de pie, seguro, y me vio de frente, como si me conociera. Me miró a los ojos como si dijera: "Amigo, ¿por qué tardaste tanto? ¡Vámonos de aquí!"

No tenía hoja de información en la puerta de su perrera como las otras. No sabía su nombre. No había voluntarios por ahí en ese momento, pero no quería irme y arriesgarme a que alguien más viniera a reclamarlo.

Caminé a la puerta del patio, la abrí a medias y le grité a la primera voluntaria que vi:

—Oye, ¿alguien puede venir a ayudarme, por favor?

La joven vino y le dije:

—Estoy muy interesado en este perro.

—¿Willy? ¡Vaya! Lo trajimos hace como cuatro minutos. Ni siquiera tuve tiempo de imprimir su hoja de información. Espere, iré por ella.

¿Willy? Ese nombre no le quedaba a este perro para nada.

Cuando volvió le pregunté:

—¿Por qué Willy? ¿Es el nombre con el que llegó?

—No, es callejero. Lo recogieron. Vivía en el descampado, sin collar, sin chip, así que lo retuvieron catorce días. Pusieron avisos. Pero nadie lo reclamó. Entonces lo limpiaron, lo esterilizaron y lo trajeron aquí esta mañana. A alguien del personal le pareció que tenía cara de Willy —dijo—. ¿Quiere conocerlo un poco más?

—Sí, si es posible —respondí.

Atravesamos el patio y nos llevó hasta un área pequeña bardeada diseñada para conocernos, había una banca donde sentarme, un juguete de soga y una pelota de hule duro. Nos dejó solos. Willy vino hacia mí de inmediato y puso su cabeza en mi regazo, igual que Peety. Le rasqué detrás de las orejas. Siguió mirándome, directo a los ojos. Juro que me apuraba con su mirada y me rogaba que lo llevara a casa.

Aventé el juguete de soga y fue por él. Le di vueltas por encima de su cabeza, él giró, lo siguió con la mirada en cada movimiento, al final embistió y lo tomó con su fuerte mandíbula, tirando de manera juguetona y no lo soltó incluso cuando sus patas delanteras se levantaron del piso.

—Está bien, suéltalo —dije, y lo soltó de inmediato.

—Sentado —y se sentó.

—Echado —y se echó.

Éste no era un perro callejero.

Le aventé la pelota de hule, la persiguió y me la trajo. Tuve que luchar para sacarla de su boca, pero luego se sentó y me ladró, como diciendo: "¡Lánzala de nuevo! ¡Lánzala de nuevo!"

¡Este perro era increíble! No lo entendía. Estaba bien entrenado. Estaba en forma. Era hermoso. ¿Se habría perdido? ¿Alguien lo habría abandonado en el bosque?

Tomé una foto con mi teléfono y se la envié a Melissa. "Encontré a mi perro", escribí. "¿Qué piensas?"

Su respuesta fue: "Pues es tu perro".

Le escribí otra vez: "Sí, ya sé que es mi perro. ¿Pero qué opinas?"

"Por mí está bien. Haz lo que quieras", contestó.

Fue una gran decepción. Nunca me sentí tan desconectado de ella como en ese momento. Ahí estaba yo, al borde de una decisión importante, sintiendo que terminaba un largo y difícil viaje, que por fin encontraba mi tesoro perdido, sintiéndome listo para volver a la vida... y pareció que no le importaba.

Una parte de mí se preguntó cuánto más duraría nuestra relación.

—Bien —la voz de la voluntaria me sobresaltó cuando guardaba el teléfono—. ¿Cómo les va? —me preguntó desde el otro lado de la cerca.

—Muy bien —respondí—. ¿Tú qué dices, chico?

Willy giró su cabeza hacia un lado y me miró antes de poner su cabeza en mi rodilla.

—¿Quieres irte a casa?

—¡Guau! —ladró y se levantó, dio vueltas y vueltas frente a la puerta, con ansias por salir e irnos. Pensé que la mujer del consultorio tenía toda la razón. Esto sonaba a Peety por todos lados. Él me ayudó a encontrar a este perro. Él ayudó a este perro a encontrarme.

Luego de llenar algunos papeles saqué a Willy y saltó al auto como si regresáramos a casa después de una caminata o carrera. Se sentó en el asiento trasero e intentó pasarse al delantero una sola vez en todo el trayecto. Sólo tuve que levantar la mano y decir: "No. Sentado, chico, sentado", y se quedó así el resto del camino.

Pensé cómo llamarlo mientras manejaba, pero aún no estaba seguro.

Los niños estaban muy emocionados de conocerlo cuando llegué a casa. Se le abalanzaron para abrazarlo y él pareció manejar toda esa atención y contacto muy bien.

—Creo que lo llamaré Luther —dije.

—¡¿Qué?! —gritó Michael.

—¡No puede ser! —dijo Joey.

—Creo que se llama Jake —dijo Michael.

—¿Jake? —contesté.

—Sí, Jake —dijo—. Como el otro perro que conocía.

—Ah —dije. Miré a Melissa, preguntándome de cuál perro hablaba, pero ella sólo se encogió de hombros.

—Bueno, déjenme pensarlo —dije.

—¡No! —insistió Michael—. Su nombre es Jake. Jake es su nombre.

En realidad me gustaba mucho cómo sonaba. Me gustaría conocer la historia por la que Michael insistía en ese nombre, pero nunca logré que me la dijera.

—Jake —dije—. Está bien. Será Jake.

Había algo en su estructura que me parecía la de un corredor. Tuve visiones de su vida en el descampado, persiguiendo su comida, sobreviviendo sabe Dios cuánto tiempo después de perderse o ser abandonado y me pregunté si le gustaría salir a correr conmigo. Así que, a la mañana siguiente, me levanté temprano, amarré las agujetas de mis tenis para correr New Balance y llevé a Jake a una de mis rutas cortas favoritas en Bridle Trails Park, en Kirkland. Es un circuito de unos seis kilómetros y medio. Pensé que sería un comienzo bastante fácil. Si no le gustaba correr, supuse que por lo menos daríamos una caminata agradable.

Jake se la pasó persiguiendo ardillas en el camino hacia el principio de la ruta. Tiraba de la correa tan fuerte que sentí que me dislocaría el hombro.

Genial, pensé. *Esto no va a funcionar.*

Pero en cuanto llegamos al circuito y empezamos a correr, Jake se alineó conmigo. No tiró de la correa, no se alejó del camino, incluso ignoró a las ardillas. Cuando pasamos a otros corredores no les ladró. Nos acercamos a otro corredor con un perro y empezó a alejarse para olfatearlo, pero con un tirón suave de la correa volvió a mi lado y seguimos.

Completamos el circuito sin un solo problema.

—¡Buen chico, Jake! —dije, poniéndome en cuclillas para acariciarlo y mirar esos ojos hermosos.

—¡Guau! —ladró, jalando de regreso hacia el circuito como si quisiera volver a recorrerlo.

—No, no, es suficiente por hoy. Empecemos despacio, ¿está bien? Aumentaremos poco a poco.

Fui a casa e investigué sobre los perros como corredores y encontré un mundo nuevo por explorar. Resulta que los labradores son corredores formidables que pueden cubrir kilómetros y kilómetros con facilidad. Me preocupaba que andar distancias largas dañara sus cojinetes o sus articulaciones, pero encontré todo tipo de evidencia de veterinarios y otros dueños de mascotas que sugerían que los perros son capaces de correr maratones, igual que los humanos, con el entrenamiento adecuado.

Incluso hay carreras especiales de humanos y perros en las que podríamos participar cuando estuviéramos listos.

Mientras revisaba la red en busca de información, Jake se acurrucó junto a mí en el sillón. No podía creer lo unidos que estábamos después de un día. Le rasqué la cabeza, pensé en Peety y me sentí muy muy triste. Deseé que no sintiera que lo traicionaba por seguir adelante con esto y crear vínculos con un perro nuevo.

Pero entonces Jake levantó la cabeza para verme con una mirada familiar en sus ojos. Me miró como sólo un perro puede hacerlo: una mirada de amor incondicional, como si yo, un poco fuera de forma, todavía deprimido y con sobrepeso, de alguna manera fuera el mejor hombre del mundo, sólo por llevarlo a casa y compartir mi vida con él.

Al ver esa mirada supe que Peety estaba ahí con nosotros. No sólo estaba conforme con esto. Lo quería para mí. Porque no deseaba verme triste.

Tenía razón sobre mi relación con Melissa. Ya no era feliz. Me dijo que no quería seguir conmigo. Me pidió que Jake y yo nos mudáramos.

Sus hijos no se sorprendieron. Supongo que en parte ya lo esperaban. No lo sé. Deseé que la ruptura no los lastimara de ninguna manera.

Y pensé que quizá fuimos muy rápido. Tal vez debimos ver la diferencia de edad y darnos cuenta de que no seríamos compatibles a largo plazo.

No lo sé. Es difícil no cuestionar todo cuando las cosas salen mal.

Lo único que sabía es que todo terminó. Me dio mucho gusto tener a Jake en mi vida antes de la ruptura, porque mudarme a otro departamento solo habría sido mucho más difícil.

Jake y yo empezamos a correr todos los días. Después de llevarlo al veterinario para una revisión y consulta lo puse en una dieta alta en proteínas basada en plantas y, al poco tiempo, empezó a ganar músculo y correr como un campeón.

Tenerlo en mi vida hizo que me sintiera completo de nuevo y quise honrar eso de todas las formas posibles. Decidí convertirme en un verdadero activista y demostrar mi amor por los animales en cada decisión que tomara.

Cuando me mudé a nuestro nuevo departamento vendí o doné todos los muebles de piel. Doné mis zapatos y botas vaqueras a la beneficencia y los remplacé con calzado aptos para veganos: hechos con materiales que no provienen de animales, incluso hay zapatos de vestir muy bonitos hechos con llantas recicladas. La gente siempre se sorprende cuando se lo digo porque se ven iguales al cuero fino. Dejé de usar cinturones y carteras de piel. Puse más atención para evitar los productos o jabones de las compañías que prueban sus productos en animales. Me volví vegano por completo. Quería que cada faceta de mi vida reflejara mis creencias y mis creencias se basaban en la bondad.

También entrené a Jake para ser un perro de servicio y decidí llevarlo a donde fuera. Me arrepentía de no llevar a Peety en todos mis viajes de trabajo. Lamentaba cada minuto que no pasé junto a ese hermoso perro. No tendría los mismos arrepentimientos con Jake. Así que la siguiente vez que tuve un viaje de trabajo programado lo llevé en la cabina del avión. Se acurrucó a mis pies y no molestó a nadie. De hecho le sacó sonrisas a todo tipo de gente. Niños de mal humor y sus madres atribuladas, hombres de negocios tensos y sobrecargos estresadas por igual sonreían al ver a este perro grande y hermoso subir al avión con su placa de perro de servicio.

Vivir mis creencias al máximo me hizo una persona más amable. Expresar mi pasión por las causas en las que creo, dedicarme a correr y comer bien me han hecho más feliz que nunca en la vida. Y por extraño que parezca, entregarme a esas causas, donar mi tiempo, incluso mi dinero para hacer que el mundo sea un lugar mejor, más amable y más gentil, de alguna manera resultó en que, a cambio, yo reciba más amor y generosidad de lo que nunca creí posible. Mucha parte del crédito de todo esto se lo doy a Peety y ahora a Jake.

Jake, igual que Peety, me ofrece un puente de comunicación instantáneo. Una razón para hablar con las personas, para sonreír, para salir de mi caparazón.

Unos cuantos meses después de encontrar a Jake regresé a los ochenta y dos kilos y, aunque extrañaba a Peety cada día, entendí que podía extrañarlo y ser feliz al mismo tiempo.

Ahí descubrí que los perros y yo vamos juntos. Así debe ser.

Estaba en un sendero boscoso, corriendo con Jake, cuando me prometí que siempre tendría un perro por el resto de mi vida. Sin importar lo que sucediera.

Peety y su amor incondicional llegaron en el momento preciso. Apareció en mi vida y me rescató sólo por existir. Me salvó. Por completo. De todas las maneras en que un hombre puede ser salvado.

Y luego, cuando necesitaba que me rescataran de nuevo, apareció Jake, también para salvarme.

En otro momento de mi vida escribiría esto como si fuera coincidencia o suerte.

Ahora comprendo mejor.

Hay millones de perros buscando que los rescaten. Hay millones de personas en el mundo que necesitan ser salvadas.

A veces, cuando salgo a correr con Jake, con el sol en mi cara y el viento en mi espalda, cierro los ojos y pienso en Peety. Lo veo, tan claro como la luz del día, brincando en el aire todo emocionado, dando vueltas una y otra vez junto a la puerta, esperando a salir a caminar, viéndome con esa mirada en sus ojos que me recuerda, siempre, lo mucho que mi presencia significaba para él.

Y luego pienso en todos los otros perros que están por ahí, esperando a alguien para salir a pasear.

A veces me detengo a imaginar lo diferente que sería el mundo si más personas aceptaran el milagro que se experimenta a través del vínculo de amor incondicional con un perro rescatado.

¿Alguien más se ha detenido a pensar que quizá Dios puso a todos esos perros ahí por una razón?

No lo puedo asegurar. No estoy aquí para tratar de que crean en Dios. Ése no es mi trabajo. Pero para mí, después de todo lo que he visto y experimentado, el mensaje no puede ser más claro.

Alguien allá arriba quiere que sepamos que nadie, sin importar lo destruidos, abandonados o cansados de la vida que estemos, ninguno de nosotros tiene que caminar solo.

Epílogo

Más o menos un año después de que Peety falleció mis amigos de la Sociedad Protectora de Animales de Silicon Valley me propusieron hacer un cortometraje. Seguía en contacto con Casaundra y otros, y sabían lo que Peety había hecho por mí. Estaban lanzando una nueva iniciativa llamada Mutual Rescue™ (Salvados Mutuamente), en la que mostraban que el acto de rescatar a un animal muchas veces también salva a la persona. Decidieron que un cortometraje podría ser una forma agradable de compartir el poder de esta conexión humano-animal.

Durante un par de días me hicieron entrevistas. Los cineastas de Advocate Creative en Chicago usaron un dron para grabar unas tomas maravillosas donde aparecía corriendo. Luego editaron la película (no estaba muy seguro de qué harían). Contrataron un artista para agregar algunos gráficos y después subieron el video a internet... yo estaba completamente deslumbrado. El corto se llamó *Eric & Peety, una historia de Rescate Mutuo* y contaba nuestra historia de la forma más hermosa que jamás imaginé.

Al final, éste fue el homenaje más apropiado para todo lo que Peety significó en mi vida. Estaba muy agradecido.

Luego ocurrió algo extraordinario: el video se volvió viral.

La página SFGate lo subió a su Facebook y de inmediato se convirtió en su historia número uno. En cuestión de horas más de un millón de personas vio el video. En un mes el número de vistas rebasó los treinta millones. La gente le daba "me gusta" y lo compartía en todas partes. Pronto otras páginas de Facebook y de internet lo subieron. Pronto se extendió por toda la web... y alrededor del mundo. En la actualidad, y a nivel mundial, el video se ha visto más de cien millones de veces. Pero no paró ahí. La popularidad de la historia de Peety guio a toda clase de artículos de revista, contratos para dar conferencias, una aparición en *The Rachel Ray Show* y este libro.

Esa película de seis minutos cambió mi vida.

También la de Jake. Como resultado de ese corto se volvió una celebridad. Ahora tiene su propio club de fans. Y al igual que Peety, adora tener toda la atención.

Parece un milagro que Peety alcanzara a tanta gente alrededor del mundo, aun cuando ya no estaba con nosotros. Y cada día me maravillo de cómo sigue tocando mi vida de maneras que van más allá de mi imaginación.

Conmovidas por la historia de Peety, personas de todo el mundo me contactaron para contarme sobre perros milagrosos en sus vidas y a veces me compartieron historias desgarradoras de luchas personales sobre la salud y el peso. Para algunos, el mensaje de nuestro cortometraje se trata del poder que tiene un perro para amar e inspirar amor en los demás. Para otros, es la importancia de estar saludables y el enorme poder interior que tenemos para mejorar nuestros cuerpos. Y para otros más, la película fue la inspiración que necesitaban para salir a rescatar a un perro y empezar a mejorar sus vidas.

Agradecí cada mensaje que recibí, en especial éste: el de la dueña anterior, la mujer que lo entregó a la Sociedad Protectora de Animales de Silicon Valley.

Aunque el nombre del perro en el video había cambiado, no podía creer cuánto se parecía a Raider, el animal que había dado en adopción. Lo vio una y otra vez, hasta que me contactó.

Estaba muy feliz de escucharla.

Le confirmé que Peety era Raider. Me preguntó todo sobre las historias de la película y quería saber cómo había vivido sus últimos días. Le conté que su último acto de heroísmo fue saltar casi dos metros en el aire para salvarme de un vagabundo agresivo.

—¡Ohh! Sí, siempre protegió mucho a mis niñas.

—Me preguntaba de dónde diablos aprendió a saltar así —le dije—, ¿lo metieron a competencias de *Frisbee* o algo parecido?

—No, nada de eso —contestó e hizo una pausa—. Es decir, en realidad no es una gran historia. Cuando lo pusimos en el patio trasero teníamos una cerca de madera grande, medía casi dos metros. Y cada vez que un auto pasaba junto a la entrada, el cartero se acercaba o los niños llegaban a casa, Peety saltaba para ver quién era. Brincaba para echar un vistazo por encima de la cerca ¿me explico? Sólo veía un segundo antes de caer, así que saltaba una y otra vez, como si estuviera en un palo saltarín o algo así.

—¡Wow! —exclamé—. Entonces eso debió fortalecer los músculos de sus piernas.

—Sí —dijo y empezó a llorar—, me siento tan mal ¿sabes? Pienso que sólo quería estar con otro ser humano.

Imaginé a mi Peety encerrado detrás de esa cerca y nos tomó un minuto dejar de llorar.

—Bueno —dije por fin—. Espero que sepas que hiciste lo correcto al llevarlo al refugio. Estuvo rodeado de gente que lo amó y cuidó desde el principio. Lo pusieron en un programa de cuidado temporal, así que estuvo en una casa y no en jaula. Y luego nos conectamos... estuve para él todos los días. Y él estuvo para mí.

Le conté algunas de sus aventuras. El viaje en carretera y en tren. Subir hasta lo más alto de la torre Space Needle.

—Vivió de maravilla estos últimos años —le dije.

Lanzó un gran suspiro y pareció que dejaba de llorar.

—Estoy tan feliz de saber eso. No tienes idea de cuánta culpa sentí todo este tiempo.

—Bueno, no más culpas ¿de acuerdo? Hiciste lo correcto. Es decir, gracias. Lo que viste en el video, todo fue verdad. Salvó mi vida. En serio, salvó mi vida. Eso no hubiera pasado si tú no lo hubieras llevado al refugio. Así que no sólo lo ayudaste, *me* ayudaste.

Conectar con esta mujer, obtener respuestas a los misterios de la vida anterior de Peety, permitirle sacar sus sentimientos de culpa... todo esto fue un regalo que nunca imaginé.

Y los regalos seguían apareciendo.

En el otoño de 2016 recibí el correo electrónico de una persona de la que no tenía noticias desde que tenía diecisiete años: Jaye, mi primer amor, la chica que me amaba sólo por ser yo cuando era un adolescente raro. Un día vio el cortometraje en internet y no podía creerlo. Lloró, me dijo. Siempre se había preguntado qué habría pasado conmigo y me buscó durante mucho tiempo. Yo también la busqué durante años, esperando verla de nuevo algún día. Incluso pensó que tal vez había muerto... hasta que vio la película.

Jaye me dio su teléfono en ese correo electrónico. "Si quieres contactar a una vieja amiga, me encantaría que me llamaras."

La llamé en el mismo segundo en que leí sus palabras.

Fue tan bueno oír su voz.

Resultó que Jaye había atravesado su propio viaje épico en la vida. Ahora tenía dos hijos mayores. Había luchado y salido adelante de varias pruebas fuertes. Parecía como si los dos hubiéramos estado perdidos en la jungla durante los últimos cuarenta años.

Hablar con ella fue tan fácil y natural como cuando éramos niños. Una llamada larga se convirtió en dos, luego tres, cuatro y muchas más. Organizamos nuestros horarios y compramos boletos de avión para encontrarnos lo más pronto posible. Cuando por fin nos vimos en persona nos quedamos abrazados una eternidad.

Era como si el tiempo no hubiera pasado entre nosotros. Claro, nos veíamos un poco más viejos en el exterior. Pero nuestra atracción mutua seguía tan joven como antes. La chispa todavía estaba ahí. Los dos queríamos una relación para siempre. Ambos habíamos vivido, sufrido y aprendido lo suficiente para convertirnos, por fin, en la mejor versión de nosotros (salir de ese caparazón en el que nos habíamos metido hacía tanto tiempo) y ahora estábamos listos para aceptar el amor que teníamos para dar.

En cuestión de semanas y con la aprobación de Jake, Jaye empacó sus cosas y se trasladó medio país para vivir conmigo. Un par de meses después estuvimos de acuerdo en que vivir juntos ya no era suficiente. Así que volamos a Hawái y nos casamos.

Después de cuarenta años de sufrir para encontrar el tipo de amor que anduvimos buscando, al final Peety nos llevó a casa. Dejé que me guiara y me llevó de regreso a mi primer amor. El amor de mi vida.

Incluso después de muerto, Peety seguía enviando su magia. Fue mi conducto, puente, guía y, hasta la fecha, me impulsa a seguir. Confío en él por completo. No tengo razones para no hacerlo. Y por eso, mientras este viaje continúe, lo seguiré a donde quiera que me guíe.

Sé que algunas personas piensan que es tonto, pero estoy convencido por completo de una cosa: Dios envía ángeles a nuestras vidas y los ángeles no siempre son humanos.

Agradecimientos

Mi historia no sería posible sin la ayuda de mucha gente maravillosa que me inspiró a transformar ese hombre triste, olvidado y moribundo que era, en el hombre feliz, satisfecho y en forma que ahora soy. Además de las mencionadas a lo largo de esta obra, quiero agradecer desde el fondo de mi corazón a las siguientes personas, cada una me dio inspiración para este libro y su bondad y sabiduría me hicieron un mejor ser humano:

Carol Novello, Finnegan Dowling, Casaundra Cruz, todo el equipo y los voluntarios de la Sociedad Protectora de Animales de Silicon Valley, gracias por lo que hacen para encontrar hogares amorosos para los animales desamparados, en especial por ayudar a Peety y todo lo que hicieron para dar a conocer nuestra historia.

Melissa y Carlos Murillo de San José, California, gracias por su altruismo para recibir animales con necesidades especiales, en especial por darle a Peety una casa de acogida hasta que me encontró.

Doctora Preeti Kulkarni, de Core Integrative Health en Cupertino, California, gracias por salvar mi vida al diagnosticar de forma correcta la causa subyacente de mis problemas médicos e iluminar mi camino a la salud.

Timi y John Sobrato, gracias por su amabilidad y generosidad al patrocinar la película *Eric & Peety* que condujo a este libro. David Whitman, vicepresidente de Mutual Rescue™, por tu visión al desarrollar el concepto del cortometraje. Y a todo el equipo de Advocate Creative en Chicago, por honrar a Peety con su extraordinario rodaje y habilidades gráficas para ilustrar.

Michelle Taylor Cehn, Lindsay Dadko y Margaret Kaye Curtis, de la comunidad vegana del Área de la Bahía de San Francisco, gracias por su amistad y por inspirarme con su valor, compasión y bondad hacia los animales.

Vicki Araujo, Meghan Newell, Marcia Duong, Vinh Ngo, Albert Pham, Debbie Simms, Tina Le, Cynthia Lim y todos mis amigos de Bay Area Runners, RunningAddicts y Go Far Run Group, gracias por su amistad y por meterme en el deporte de las carreras de larga distancia y las pistas espectaculares del norte de California.

Chef Philip Gelb de Oakland, California, gracias por enseñarme las habilidades culinarias necesarias para preparar una sinfonía completa de las sabrosas y aromáticas cocinas internacionales... con plantas.

Lynda Nguyen-Le de San José, California, gracias por ayudar a un hombre mayor a través de sus clases de ciencias naturales en De Anza College. No habría pasado las materias sin ti.

Craig Cracchiolo de GE Appliances y Mark Collier de Whirlpool Corporation, gracias por ser los gerentes más humanos y racionales que conozco.

Kent Wolf, mi agente, Mark Dagostino, mi coescritor y mentor literario, y Karen Murgolo, mi editora: Dios los bendiga por darme la oportunidad y darle vida a mi historia.

Doctor Howard Jacobson, voz del Plant Yourself Podcast y autor colaborador de *Whole* (del doctor Colin Campbell) y *Proteinaholic* (de Garth Davis), gracias por tus recomendaciones técnicas sobre ciencia nutricional.

Jaye, mi esposa, y Susan, mi madre, gracias por su amor y apoyo.

Consejos e información recomendada

¿**M**i historia te inspiró? ¿Te gustaría mejorar tu salud y lograr los resultados descritos en este libro? Si es así te invito a que sigas leyendo... lograrlo es más fácil de lo que crees.

En septiembre de 2016, después de cuarenta años, me volví a encontrar con Jaye, mi novia de la preparatoria (ahora mi esposa). Pesaba noventa kilos y era talla XXL. Ocho meses después, en abril de 2017, pesaba cincuenta y cinco kilos y era talla XS. ¿Cómo bajó más de treinta kilos en sólo siete meses (incluyendo las vacaciones de invierno y los diez días de luna de miel en Maui)? Dejando que le ayudara a hacer lo mismo que yo.

Jaye dice que los cambios en su dieta y estilo de vida fueron fáciles con mi entrenamiento. Lo que más le gustó, incluso más que perder peso, fue la increíble sensación de salud que jamás había vivido.

¡Quiero que todos experimenten esa sensación! Sé que es posible porque yo lo viví.

Empieza con una decisión. Con el compromiso para convertirte en la mejor versión de ti. Cuando cierras los ojos y visualizas la maravillosa persona que siempre has querido ser, ¿cómo se ve física y emocionalmente? Comprométete en convertirte en esa persona, ¡ahora mismo!

Cuando lo hagas, estarás en el camino correcto. Pero es poco probable que lo logres sin ayuda. Necesitas un equipo de apoyo. Empieza por consultar a un médico familiar o un doctor certificado en medicina naturista. Si quieres resultados como los míos, asegúrate de buscar un doctor que sea "apto para veganos" y explícale que quieres un examen físico completo y un hemograma detallado antes de empezar un programa convencional de dieta saludable y ejercicio ligero. El propósito del examen físico y la prueba de sangre es evaluar tu condición física actual y obtener un registro que usarás para compararlo con tus resultados "posteriores" cuando tengas éxito con el programa. Así tendrás pruebas de tu logro y podrás inspirar a otros para conseguir resultados similares.

Además de obtener registros completos de tu estado físico antes de empezar tu transformación, por favor asegúrate de tomarte fotos del "antes" para contrastar con las del "después" (las que mostrarán lo maravilloso que te verás después de tener éxito con este cambio de estilo de vida). También, si perder peso es una parte de tu objetivo general de salud, asegúrate de registrarlo en una hoja de cálculo o block de notas. Hazlo el mismo día de la semana para mantener la motivación y monitorear tu progreso.

Después, comprométete a cambiar tu estilo de vida con una dieta saludable y ejercicio ligero diario. ¡No se trata de escalar el Everest! En un año puedes perder cuarenta y cinco kilos o más con una dieta basada en plantas, alimentos enteros y sin grasa (apégate a la información que recomiendo en las siguientes páginas) y caminar media hora dos veces al día. No se necesita ejercicio extremo y pronto te sentirás más feliz y saludable que nunca.

También puedes agregar un miembro importante a tu equipo de apoyo. Después de recibir el examen físico y la autorización de tu doctor o proveedor de servicios médicos, considera adoptar un perro de un refugio local. Piénsalo bien. Un perro es un compromiso de por vida y debes tratarlo como un miembro de la familia. Requiere tiempo y amor. Prepárate para los gastos que implican su alimentación, necesidades y cuentas del veterinario. Después, llama a las personas del refugio e invierte tiempo para encontrar el mejor perro para ti. Tu nueva mascota se volverá tu mejor amigo, compañero de entrenamiento y un miembro importante de tu equipo de apoyo. Otro consejo: por favor adopta un perro adulto o joven en vez de un cachorro (una persona sin experiencia en perros que adopta un cachorro es como un padre inexperto que adopta un niño de dos años). Es probable que un perro adulto tenga un entrenamiento básico y ya haya superado la fase de destruir zapatos y muebles. Y lo más importante, un animal adulto sabrá que le salvaste la vida y te verá como la mejor persona del mundo por el resto de sus días. Es difícil encontrar más amor y lealtad incondicional que los ofrecidos por un perro rescatado.

Caminar con un perro (en vez de solo) te mantendrá comprometido con tu plan de salud y te dará un entusiasta compañero de entrenamiento para tus dos caminatas diarias. Te obligará a salir cuando no quieras hacerlo. Y además de proporcionarte el ejercicio ligero necesario para que tu cuerpo funcione de forma correcta, los paseos te darán un beneficio extra: caminar antes de almorzar y cenar reducirá tus hormonas del hambre, así que comerás menos y te sentirás satisfecho más rápido.

Por último, recuerda que tendrás días malos y recaídas de vez en cuando, pero prométete que cuando te pase, regresarás al plan de inmediato. Nunca nadie ha tenido éxito sin superar los fracasos.

Cada uno de los recursos que te compartiré me ayudó a adoptar el estilo de vida que seguí para bajar de peso. Los conocimientos que descubrí en ellos me siguen apoyando para mantener el mismo peso y estar salud desde hace seis años. No esperes más. Si ahora ves y lees toda esa información, adoptas una dieta basada en plantas, alimentos enteros y sin grasa junto con un perro adorable que te acompañe en tu travesía... dentro de un año ¡serás la persona maravillosa que siempre quisiste ser!

Para mayor información, consejos y recomendaciones, visita mi página de internet: www.ericandpeety.com.

Fuentes recomendadas sobre alimentación y salud

DOCUMENTALES DISPONIBLES EN NETFLIX Y AMAZON PRIME

Tenedores sobre cuchillos (Forks over Knives). El primer y más grande documental que se haya producido sobre los beneficios y la importancia de una dieta basada en plantas y alimentos enteros.
https://www.netflix.com/title/70185045

PlantPure Nation. Del escritor y productor de *Forks over Knives*, este documental sigue la historia de gente en una expedición para difundir el mensaje de uno de los descubrimientos más importantes sobre salud de todos los tiempos.
https://www.netflix.com/title/80068073

Cowspiracy. Este documental expone el impacto de la agricultura animal sobre el medioambiente e investiga las políticas de las organizaciones ambientales acerca de este problema.
https://www.netflix.com/watch/80033772

What the Health. A través de entrevistas con granjeros, doctores y otros expertos, esta película resalta los riesgos para la salud que ocasiona una dieta industrializada e impulsada por las ganancias económicas. https://www.netflix.com/title/80174177

Libros

Comer para no morir. El libro más detallado que explica cómo una dieta basada en plantas aumentará tu vida útil y reducirá tus riesgos de enfermedades prevenibles, incluyendo cáncer, obesidad y diabetes tipo 2. Incluye una guía fácil sobre qué comer para agregar años a tu vida.

Greger, Michael y Gene Stone. *Comer para no morir: descubre los alimentos científicamente probados que previenen y curan enfermedades*, Paidós, Ibérica, 2016.

The Starch Solution: Una introducción completa sobre cómo practicar una dieta basada en plantas. Come lo que te gusta, recupera tu salud y pierde peso para bien.

McDougall, John A., y Mary A. McDougall. *The Starch Solution: Eat the Foods You Love, Regain Your Health, and Lose the Weight for Good!*, Nueva York: Rodale, 2012.

Forks over Knives-The Cookbook. Una extraordinaria colección de recetas, todas preparadas en treinta minutos o menos y a partir de ingredientes comunes. Estas recetas prueban que el estilo de vida basado en plantas, alimentos enteros y sin grasa no se trata de lo que no puedes comer, ¡sino de lo que sí puedes!

Sroufe, Del. *Forks over Knives-The Cookbook: Over 300 Recipes for Plant-Based Eating All through the Year*, Nueva York: The Experiment, 2012.

The Engine 2 Seven-Day Rescue Diet. Es el seguimiento a la exitosa serie Engine 2 Diet. Este libro es una forma perfecta y rápida para disminuir tu colesterol, azúcar en la sangre y presión arterial. Te ayudará a bajar de peso ¡en sólo siete días!

Esselstyn, Rip. *Engine 2 Seven-Day Rescue Diet: Eat Plants, Lose Weight, Save Your Health*, Nueva York: Grand Central Life & Style, 2016.

The Engine 2 Cookbook. Es el primer libro ilustrado de Rip y Jane Esselstyn. Ayuda a los lectores a introducir el estilo de vida Engine 2 en sus cocinas; trae ciento treinta recetas basadas en plantas.

Esselstyn, Rip, y Jane Esselstyn. *The Engine 2 Cookbook*. Nueva York: Grand Central Life & Style, 2018.

Información para el bienestar animal

Ve la película *Eric & Peety,* aprende sobre Mutual Rescue, observa otras historias inspiradoras de la misma organización y envía tu historia a www.mutualrescue.org.

Los refugios locales y grupos de rescate necesitan tu apoyo. Las sociedades protectoras de animales locales *no* son sucursales de la Sociedad Protectora de Animales de Estados Unidos (HSUS por sus siglas en inglés). Si quieres salvar animales en tu comunidad, por favor adopta, trabaja como voluntario y aporta en tu zona.

Para encontrar un refugio cerca de ti para adoptar, trabajar como voluntario o apoyar, por favor visita:

MutualRescue.org
Petfinder.com
Petharbor.com
Adoptapet.com

Liderazgo e innovación en el bienestar animal:

Maddie's Fund: www.maddiesfund.org
Maddie's Fund es la principal institución de bienestar animal en Estados Unidos. La fundó Dave Duffield (cofundador de People Soft y WorkDay) y su familia para inspirar a la comunidad que ayudaba a animales a trabajar juntos para salvar vidas. En 2016 crearon el Premio Maddie Hero para reconocer a las organizaciones más innovadoras en asistencia a los animales en el país. Los refugios que ganaron en 2016 son:

St. Hubert's Animal Welfare Center, Madison, Nueva Jersey:
www.sthuberts.org
Charleston Animal Society, North Charleston, Carolina del Sur:
www.charlestonanimalsociety.org
Muttville Senior Dog Rescue, San Francisco, California:
www.muttville.org
Oregon Humane Society, Portland, Oregón:
www.oregonhumane.org
Austin Pets Alive!, Austin, Texas:
www.austinpetsalive.org
Humane Society Silicon Valley, Milpitas, California:
www.hssv.org (donde adopté a Peety)
Kansas City Pet Project, Kansas City, Misuri:
kcpetproject.org
Pet Resource Center, Condado de Hillsborough, Tampa, Florida:
www.hillsboroughcounty.org/en/residents/animals-and-pets
San Diego Humane Society & SPCA, San Diego, California:
www.sdhumane.org

Otras organizaciones que están haciendo un trabajo increíble para salvar animales sin hogar incluyen:

Ally Cat Allies: www.alleycat.org
Best Friends: www.bestfriends.org
Seattle Humane: www.seattlehumane.org (donde adopté a Jake)

Organizaciones que ayudan a gente y animales sin hogar:

Pets for Vets: www.pets-for-vets.com

Organizaciones enfocadas en la defensa y legislación de los animales y en la educación para el sector de la asistencia animal:

HSUS: www.hsus.org
ASPCA: www.aspca.org
PETA: www.peta.org
Farm Sanctuary: www.farmsanctuary.org